U0015449

不吃藥的
黃帝內經
徒手健康法

零經驗，用 (手) 就能調理自己和家人的病痛！

著名中醫師 **武國忠** 著　　艾草美人創辦人 **陳盈伶** 審訂

目錄 CONTENTS

第 1 章
疾病與穴位觀念

第 2 章
自我體檢法

第 3 章
自診自療，一次性祛除病根

第 4 章
武術大家的養命之道

第5章
千金難買的養生常識

每一次按摩，
都是一次內在溝通

　　現代人在日常生活中，每人每天所接收到的環境訊息刺激量，是歷史文明發展以來，從未有過的高峰。科技的發展帶來了資訊的高速流通，現代人的身、心無時無刻都在處理大量資訊，神經系統的過度刺激，使我們渴望緩解訊息壓力，好讓身心節奏得以保持平衡穩定，是我們這個網路時代的特色。

　　科技的快速發展如同風暴席捲我們，而傳統中醫從治療身體疾病的實用價值，對應現代高速生活的壓力，擴展成為調和情志的一種生活態度。中醫的「中」字，不僅代表中原的醫學，更是代表《中庸》所說「致中和，天地位焉，萬物育焉」的生命觀。

　　「中」並不是要人們遠離世俗生活塵囂，也不是遵守頑固刻板的教條，而是在日常生活的事物變化中，面對不斷襲來的資訊刺激，找到身心的動態平衡。在此過程中，我們需要練習靜下心來，從內心騰出空間，讓我們能夠觀察環境和自身的變化，時時接續著平衡的心態。

在忙碌的門診工作之餘，武國忠中醫師撰寫了數本極為暢銷的健康書，將在診間裡無法囑託給病人的養生靜心之道，透過書本傳授，逐一解析日常生活的不良習慣該如何防微杜漸，如何靜下心來自我覺察，在疾病徵兆初顯之時、在心理節奏已失去平衡之時，我們有機會可以調理歸正，維持身心的中道。

中醫談天人合一，其實，我們每一個人的身體和心靈，都像夜晚抬頭仰望的星際一樣，廣闊而神秘。我們對自己的認識，就像現代文明對宇宙星空的認識，還有太多尚未理解的秩序。因此，要給自己更多的信心和探索空間，生活中的大小事例都是我們的練習題。

透過書中按摩手法的練習，一邊按摩，實際上是一邊感受自己的內心，靜聽身體的感受。每一次按摩，都是一次內在溝通，用勇氣和耐心，認識自己的壓力，用自我疼惜和自我接納去化解寒冰。如此，疼痛帶給我們的意義，也就從負面的感受，成為生命進化的契機。

陳盈伶／艾草美人創辦人

作者序

手到病自除

　　一轉眼，普及中醫健康養生的工作已經走過十幾個年頭了，有很多讀者朋友向我反映：「您以前寫的書我都拜讀了，照著您說的方法來實踐，自己和家人都很受益，但是感覺有點不過癮，能否再寫一本有針對治療的書供我們參考學習，我們也想和您一起進步，否則我們永遠都是門外漢。」

　　故此，有了今天這本《不吃藥的黃帝內經徒手健康法》的問世。俗話說：「三十以前人找病，三十以後病找人。」你找病的時候可能找不著，病要找你的時候你是跑不了的。

　　三十歲之前，人體的先天元陽之氣充足，對外界環境的適應性極強，很多人通宵熬夜之後，睡個覺就補回來了；喝酒喝多了，養個一兩天接著喝也不會有事；什麼涼的熱的統統不在話下，真是吃什麼都香，做什麼都不累，簡直就是鋼鐵戰士。

　　你要是和這樣的人談健康養生，輕則被譏笑或不屑一顧，重則被挖苦貶損，因為他年輕有本錢，什麼都不在乎，還會和你抬槓：「我這麼操勞怎麼就沒有病呢？」

這就是「三十以前人找病」的現狀。因為這樣的人現在找不到病，所以他很厲害。但是，過幾年我們再看他，這時該有的病都有了。事實上，病要找人的時候誰也跑不了。

一般來說，人在沒病的時候，跟他談論健康往往不會重視，一定是在自己失去健康以後，才知道健康的可貴，開始意識到健康的重要性。

時代在變化，現在年輕人也怕病敲門了，開始對疾病有了敬畏心。有一位年輕朋友轉發一段話給我：「明知熬夜傷身體，偏要跑趴到天亮，回家躺床上，懊之，悔之；而後起身，一杯枸杞配紅棗，大口飲之，滿心安慰睡去。此乃：龐克養生。」

其實，這種一邊糟蹋自己一邊自救的新型養生方式，比如整夜泡酒吧喝酒，在酒裡加點黨參；一邊暴飲暴食，一邊吃腸胃藥；熬最深的夜，買最貴的眼霜；玩手機怕損壞視力，於是換上了綠色的壁紙……等等，都不是養生，而是換著花樣地「傷生」。

前面提過的「三十以後病找人」是什麼意思呢？是指人到中年以後，整體機能處於下降狀態，再加上事業、生活等各方面的壓力，疏於對身體的關照，久而久之，五勞七傷不請自來，終致疾病難癒，毫無生活品質可言。

疾病來臨時雖然痛苦，但也是我們脫胎換骨、重塑生命健康的一個契機。

我的老師胡海牙先生是道家學術的傳人，他曾經告訴我，宋代的道教修煉大師白玉蟾祖師，甚至《千金要方》的作者孫思邈真人都說過類似這樣的話，歷代成就的「名醫」、「高人」，無不是在患有惡疾以後才修煉成道的。

為什麼？因為他們能深深地體會到疾病帶來的痛苦，才想透過一些修煉的方法來解除它。

其實，「治未病」的概念在《黃帝內經》裡早就談過，可是往往沒有引起大家的注意。我們知道有預防醫學，可大家也只是知道打預防針，彷彿這就是預防醫學最主要的「貢獻」跟特點之一，其實不是這麼回事。

我以前說過人生無非三件事：一件是老天爺的事，一件是別人的事，一件是自己的事。那麼身體、心理健康都是自己的事，我們要圍繞自己的事展開，因為老天爺的事你管不了，別人的事你也管不了，把自己管理好就是最快樂的事。

比如，感冒發生的初期，盡量不要用抗生素治療。並不是說抗生素不好，感冒早期的發燒時，最直接的治療方法是什麼？當自己辨別不清是風寒感冒還是風熱感冒的時候，第一時間千萬不要用藥。如果用不好藥，病邪就會由表入裡。

從中醫的角度來講，感冒在某種意義上是正常的排毒現象，有一句話說：「感冒七天，治也能好，不治也能好。」這種情況佔 90% 左右，還有 10% 是因為耽誤了病情的治療，引起肺炎或其他炎症，實際上早期的感冒最忌諱誤治。

一千八百多年前的醫聖張仲景在《傷寒論》裡有三分之二的篇幅談的是什麼問題？是「救誤」，就是別的醫生治壞了，我再重新調整。救誤是一件很麻煩的事，不好治。比如寒邪入裡以後，最忌諱的就是用大量的寒涼藥。如果感冒發燒、流點清鼻涕，老人家經常會說：「快點弄點薑糖水，多喝幾杯。」喝進去以後蓋上被子發發汗，是不是就舒服了？這是正治法。如果你能判斷是因為受寒導致的感冒、流清鼻涕，喝點薑湯的效果是非常好的。當你不能確定是因為受寒的時候，那就喝點白開水，好好休息，也能好很多。

抗生素在全世界的銷量非常多。藥是好藥，但如果不會用，產生的副作用是非常大的。尤其當人得了風寒感冒使用抗生素消炎，會為患者的身體帶來毀滅性打擊。本來就是體內有寒，身體發熱是為了讓寒散出來。發汗在中醫學的治療方法中叫「解表」，表散出來，讓寒邪從毛孔排出來。

可是大部分抗生素的性質是偏寒涼的，當大量的抗生素進入體內，體寒跟外面的寒剋在一起，壓制在體內，會導致肺泡上很多擠住的痰涎排不出來，變成所謂的支氣管擴張。怎麼擴張的？為什麼擴張？原本專門有個通道能出去，現在被蓋上了、排不了，只能擠壓在別的地方，從別的地方出去，最後就變成一種慢性炎症「低燒」。這些病治療起來很麻煩，但其實感冒發燒學會用手法調理起來很簡單。有一天晚上我有應酬，回去以後稍微有點鼻塞，喝點白開水、自己捏一捏風池穴，第二天就舒服多了，很簡單，就是手到病除，該找病因找到病因，用極簡的方法就能把疾病祛除。

在多年行醫過程中，我逐漸發現，很多疾病過於依賴藥物的使用，某些藥物的副作用甚至超過了疾病本身，給患者身心帶來極大的損害。

古人云：「是藥三分毒。」再反觀《黃帝內經》一書，發現古人在治療方面主要以針刺、艾灸、導引、按摩為主，全書只涉及了十三個方劑，故此引發了我對無藥物治療方法的深入探索。

有一次，我讀到了一篇文獻。廿世紀五零年代，成都有一位按摩高手黃萬香，不使用任何藥物，僅透過手法就治癒了一位嚴重的肝硬化患者。後來這位患者辭去了公職，專心向黃萬香學習這門獨特的按摩技法，並延伸出在臨床中應用按摩手法對一些內科疾病的治療，療效非常好。

我平時在診療中主要還是以處方藥物為主，偶爾也會使用手法幫患者進行脊

柱關節的調整，補充因單純使用藥物而帶來的不足，從而使療效倍增，因此對於藥物以外的治療方法格外留心。

機緣巧合，在成都的一次會議上，恰好當時的成都市中醫管理局局長趙文也參與會議，會後我向趙局長打聽關於黃萬香的傳奇故事及傳人。恰好趙局長和黃萬香的弟子張誠毅先生是老相識，也正是被黃萬香治癒肝硬化的那位患者，我在趙局長的介紹下認識了張誠毅老先生。雖然與老先生只是一面之交，但回京後拜讀其大作，深為老先生的學養所感動，由此觸發了我對外治手法的進一步研究，就是今天呈現給大家的這本書。

我為什麼要推出「徒手健康法」？因為在臨床上，尤其是一些偏遠山區或城市，用藥的品質跟不上時代，比如四環素、土黴素、氯黴素，以及慶大黴素等很多藥物到現在都被淘汰了。而長久使用中藥有一定的抗藥性，祖祖輩輩用了幾千年，基因裡也會有一些儲存。

大環境變了，藥物變了，從過去純自然到現在人工栽培，再到用農藥化肥催起來的藥，藥性也發生了改變。真正東北的老山參，長到 10 克需要兩百年到三百年，為什麼老山參的價格貴？因為它從日月精華中吸取了大量的能量，所以力量比較大。可是我們現在看人參，把種籽撒上去以後，換個地方，從東北移到中原河南也種人參，才三個月長得跟胡蘿蔔一樣，所以我們在臨床上給它起了個名字叫蘿蔔參。有藥效嗎？也有，可是跟幾百年的老參比起來差得太多。

吃了幾百年、上千年沒有農藥和化肥污染的草藥，你的身體是默認的。如今藥性發生了改變，環境發生了改變，包括我們的身體也在跟著進化，它的適應能力是很強的。

現在經常看到中藥也有副作用，也會讓人過敏，基於這一點，索性我連中藥

都盡量少開。可醫生不用藥有些問題解決不了，那麼我就盡量開一些純天然的，而且相對便宜的藥物，來糾正體內偏差的狀態，能不用藥就盡量不用。

我的治療方法是什麼呢？扎針。很多人也害怕，畢竟一根針扎在肉裡酸、麻、脹，人會害怕；而且是破壞性的損傷，也不好。接著就是做手法，摩挲摩挲、輕撫幾下、揉揉，大家最後的反應是：「不錯，舒服。」

我一直在思考，這麼好的方法為什麼沒有傳承下來呢？因為在過去，手法的傳承一定要有嚴格的師承，對施術者各方面要求極高。

其實，從戰國時期至今，中醫的醫理、藥理、針理、病理、治療方法基本上沒失傳，只有一個東西失傳了，就是按摩的方法。像《史記》中記載的一部專門講述按摩的著作《黃帝岐伯‧按摩十卷》已經失傳了，就是因為這對施術者的要求太嚴格了，要求你要修煉、練功，還必須是特殊的人才。

《黃帝內經》裡有一個記載，把龜按在那兒，把手輕輕放在龜的背上，一段時間後龜可能就不行了，這樣的人才可以做手法，因為手上是帶有特殊能量的。所以，手法一直慢慢地處在失傳的狀態，但是手法治療技藝在民間還是有所流傳的，被一些真正喜愛的人士暗自傳承，甚至可以治療一些重症患者，從而彌補了現代醫學的一些不足，包括像捏脊、刮痧等方法。

比如河北高陽的腹部按摩大師安純如，他透過按揉腹部，配合穴位按摩就能治療很多疾病。老先生在晚年口傳心授留下了一本《按摩經》，裡面記載了很多運用手法治療疑難雜症的技術，臨床效果非常好。

再比如北京地區以正骨手法聞名的劉壽山老大夫，他繼承了清代宮廷「上駟院」按摩正骨的手法，治療骨傷科的跌打損傷及內科疾病也是效如桴鼓。

據他的傳人說，有一次一個癲癇患者突然發作，口吐白沫、抽搐不止，就在旁人束手無策的時候，只見劉壽山老先生迅速地在患者的腹部進行手法施術，很快患者便停止了抽搐並清醒過來。他的弟子臧福科先生在他的基礎上增加了一個振腹的手法，對於一些內科常見病也有著很好的療效。現在劉壽山老先生的按摩手法已經是一個很重要的按摩流派了。

另外，像前面提到成都的黃萬香老人，她也是很有特點的，都是透過手法的治療解決一些疑難重症。

這些年我跟這些老前輩的傳人私底下學習、交流、溝通，從他們的身上挖出不少寶貝。這些寶貝看似平淡無奇，有時卻發揮著神奇的作用。

其實，很多大醫生已經把大量治病救人的智慧和方法留了下來，就看我們有沒有福氣好好地學習和掌握。

很多人想學中醫，想使用中醫的方法解決自己和家人的病痛，卻不知道從何入門。實際上，最快的辦法就是先從最初級的地方下手，而且下手就能有效。

中醫易學難精，要做得出神入化真的要好好下功夫。學技術很容易掌握，但理要通，不明理，無疑只是緣木求魚。

我推薦的養生方法是什麼？就是透過雙手在人體的體表以推、拿、按、摸的形式進行診斷、治療和自我保養的一種健康法。很多人可能會有異議：過去接觸的都是推、拿、按、摩，是不是寫錯了一個？沒有，是故意用這個字來形容的。

推、拿、按是治療方法，摸是診斷，相當於中醫學裡的觸診。

《醫宗金鑑》「正骨心法」中的八法之一就是摸，而且是第一位，簡單易學、安全有效。對一些慢性病，比如高血壓、糖尿病、脾胃病、婦科病等，都可以透過推、拿、按、摸的手法進行調治。

　　在講到這些方法的時候，大家一定會覺得很簡單。知難行易，其實你能瞭解到正法有時需要很大的緣分才能聚合起來，因緣際會才能知道這個法是正法。

　　今天，我把這本《不吃藥的黃帝內經徒手健康法》奉獻給大家，希望各位讀者朋友，與我一起用這簡單的手法幫助更多的人。

武國忠

2022 年 12 月 7 日於北京

第 1 章

疾病與穴位觀念

治病不調心，等於扔黃金。

不從心上解決根本問題。

吃藥只解決燃眉之急，解決不了根本問題。

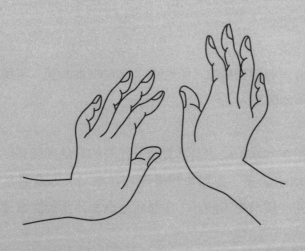

解除疾病的辦法

辨因就是找出疾病的來源，論治就是找出解除疾病的辦法。

解除疾病的辦法，實際上分六步，第一步以推、拿、按、摸為主，輔以刮痧、拔罐和艾灸；第二步是規範日常起居，規範人的行走坐臥、睡眠、二便和洗漱；第三步是辨體食療，根據不同體質對飲食結構進行溫熱寒涼的調補，包括辨體、辨食；第四步是動靜相間，透過站樁靜坐的靜止方式，以及拉筋、走路等運動方式來恢復身體機能；第五步是修身養性，比如透過音樂、書法、繪畫、誦讀來調養心性，增加人的修為；第六步是一個重要的輔助方法，以內省的方法查找自己身心緊張、焦慮的癥結，透過換位思考解除心結，達到身心和諧。

治病不調心，等於扔黃金。不從心上解決根本問題，吃藥只解決燃眉之急，解決不了根本問題。

先講一下用手找病的規律，其實用手找病的方法很簡單，透過推、拿、按、摸四大手法中的摸，找到人體僵硬的對應點，去感受寒熱、滑澀、凹凸、軟硬、板結。摸法也叫觸診，中醫和西醫都非常強調這種方法。但現在

如果去醫院看西醫，很少能看到醫生做觸診。

西醫的四大原則是「視、觸、叩、聽」，中醫也有四個方法：「望、聞、問、切」。切是什麼意思？切脈。摸脈、把脈為什麼叫切脈呢？切就是觸診，不是單純地把脈。大家一定要知道為什麼要用切，切有穿透的意思。你買一個西瓜怎麼吃？只有切開才能知道西瓜是紅瓤還是白瓤的。脈學裡透過手指的不同力度，用輕、中、重的力度，號他的浮、中、沉，切分臟腑的變化規律。

中醫的切是怎麼切呢？你的手也是一把刀，按照傳統的正骨和按摩中的講法，叫指目，好像手上有眼睛。說這個人手眼通天，就是透過手的感應來切分人是正常還是不正常的。

在這裡總結幾點，比如要摸皮膚的寒熱。有的人一摸脖子是涼的，就應該做擦法，例如擦八髎（指八髎穴，位在尾椎附近）；已經有了寒，告訴你「賊（病處）」就在這裡。

如果你找不出寒熱、滑澀、凹凸、軟硬、板結，就先從頭到腳做一個整體的按摩，可以先從腳開始，再到小腿、大腿、肚子、兩肋、上肢、內側、外側，整體用手「走」一遍。

做的時候有「拿、拽、抓」的複合型手法，也有「推」法在裡面，要推著「走」。左面找完了在右面找，先從仰面開始找，如果還沒有找到，趴過來翻身在後背上找，直到找出反應點。

這是南派黃萬香老人家傳承下來的按摩方法，先從全身做，做的時候只要有病一定是有反應的，要記住這些反應點，再以此處為重點按摩。有一句口訣叫「痛點即重點」，在臨床應用效果很好。

當然這些的前提是身體不好，在相應的部位產生了寒熱、滑澀、凹凸、軟硬、板結的病症，才能作為病理考慮。

還有一種情況是摸到以後不能盲目地治。有些人體表長腫瘤、瘰子（粉瘤、疔瘡），摸它周圍有紅腫熱痛，這時皮膚的溫度是熱的。

還有些人一到夏天身上跟蛇似的，總是黏的，一天洗三遍澡也黏。這主要跟濕有關係，濕有時帶著寒，有時帶著熱，要仔細區分。

有幾種人是不能用手法治療的，第一種是先天畸形的；第二種是急性創傷，比如病人從床上掉下來，骨頭都露出來了；第三種是長期吃激素類藥物的人，他們會因長期服用激素類的藥導致嚴重的骨質疏鬆。

我們要強調手法的安全性，不能暴力。

該你治的你治，不該你治的你不要治，勉強努力的結果是兩敗俱傷。

中醫雖然是好東西，但有它的侷限性，也有超前的實用性，我們要揚長避短。

比如頸椎病分哪幾種？現代醫學臨床上將頸椎病分為混合型、交感型、

神經根型、脊髓型、椎動脈型。一般來說，神經根型的可以治，椎動脈型、脊髓型別動，很危險。

我在臨床上什麼型的頸椎病都遇見過，前提是一定要保證安全。比如你受了寒邪，頸椎兩邊肌肉的張力是不一樣的；長期面向一側睡，會造成兩邊肌肉的失衡；有的人開車習慣把自己這邊的窗戶打開，一段時間後就覺得這側的肩膀不舒服。接下來就需要用手法找到對應點，對應點主要是根據《黃帝內經》裡的兩種治療方法，一種是巨刺法，一種是繆刺法；一個在經，一個在絡，左右交叉對應。

穴位與疾病的對應方法

穴位與疾病的四大對應關係

　　〈靈樞・官鍼〉說：「巨刺者，左取右，右取左。」〈素問・繆刺論〉說：「繆刺，以左取右，以右取左。」巨刺法、繆刺法均出自《黃帝內經》，為古代針刺療法的專有名詞，是指在身體一側有病時針刺對側穴位的一種方法。

　　兩者的區別在於：巨刺法用於「邪客於經」的病痛，繆刺法用於「邪中於絡」的病痛。徒手健康法的對應原則，正是對巨刺法和繆刺法的延伸，是傳統與現代的結合。

　　其實，對應點是有規律的。在《黃帝內經》的基礎上，我透過臨床經驗總結，將人體穴位與疾病的對應關係歸納為四大對應原則，即上下對應、左右對應、交叉對應、前後對應。總之，運用穴位與疾病四大對應原則，那麼一個疾病部位就能夠定位四個反應點，逐一排除，最後再運用手法進行有效調治。

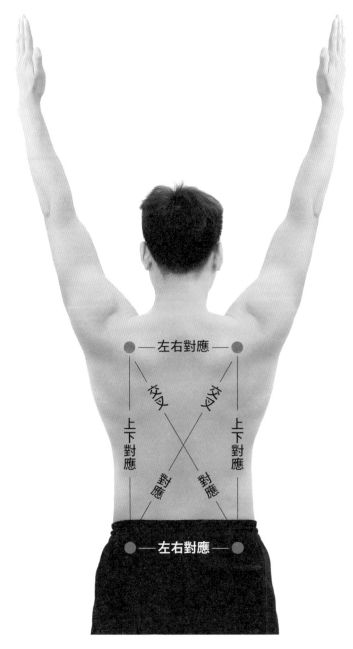

上下對應、左右對應、交叉對應

比如，在四肢上某一部位發生病變，或某一穴位發生異常，在其對應的部位或穴位就會表現出來，這時候同時治療本部位或穴位及相對應的部位或穴位就能夠取得很好的效果。

穴位與疾病的上下對應

上肢與下肢同位對應

手與足對應，肩與髖對應，肘與膝對應，這是上下同側的對應原則。

比如，在治療肩關節問題時，要在髖部找痛點。因為我們的大腿大轉子旁邊是骨盆，與肩胛是相對應的。

還有一種情況，有一位罹患肩周炎的老先生，手舉不起來，來找我醫治，當時我沒有在他的髖部找痛點，而是在他的小腿外側進行探查。

實際上，老先生的手舉不起來並不是肩的問題，真正的問題在於肘關節。當診斷明確了，再施以手法，他的手馬上就能抬起來。手到病自除，就這麼簡單。

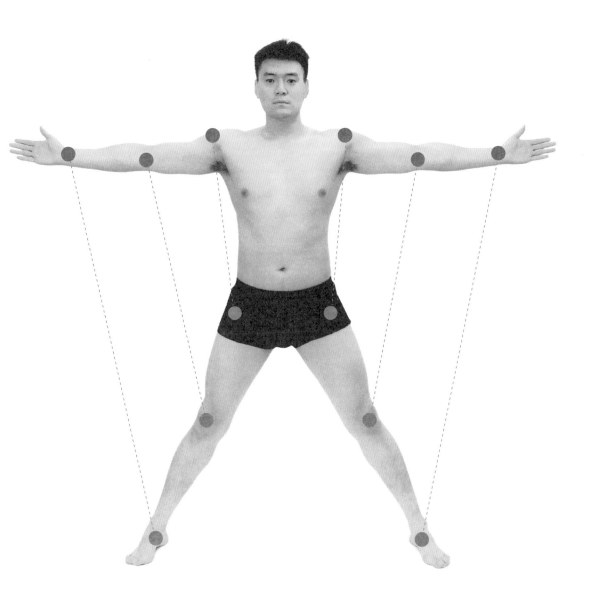

上肢與下肢同位對應

頭和生殖部位對應

比如有的人脫肛，還有的女性因為產後氣虛導致子宮脫垂。怎麼治呢？人的會陰部和生殖部與頭頂是相對應的，所**以治療脫垂、生殖器官疾病，可以在百會穴進行手法診治。**像這種情況，按揉百會穴一定會有壓痛感，這是規律。

當年我跟隨八卦掌第四代傳人解佩啟先生學習八卦指針療法的時候，老先生治療過一個脫肛的小孩，其症狀就是大便之後肛門收不回來，在中醫來講這是氣虛所致。怎麼治呢？把小孩的百會穴處的頭髮剃掉一片，然後找來一塊磁鐵壓在百會穴正中央，拿一個繃帶綁上。一段時間以後，脫肛的症狀就緩解了。

什麼原理呢？因為百會部位是人身上的制高點，道家修煉中叫天門。天門要常開，才可以接收天地精華；會陰區域（肛門和陰部）要常閉，否則精氣洩漏。在頭頂施治，就是依據「上下對應」的原則。

再比如痔瘡，跟哪裡有關係呢？跟口腔有關係。把上嘴唇掀起來，在人中位置對應的牙齦上，大部分患痔瘡的人有小米粒大小的結節，把結節用消過毒的針挑破，治療痔瘡效果非常好。同時，還能治療因為腸胃疾病引起的長期腰痛。

另外，痔瘡不光可以在這個穴位上治，在後背上還有幾個反應點，調治效果也非常好。

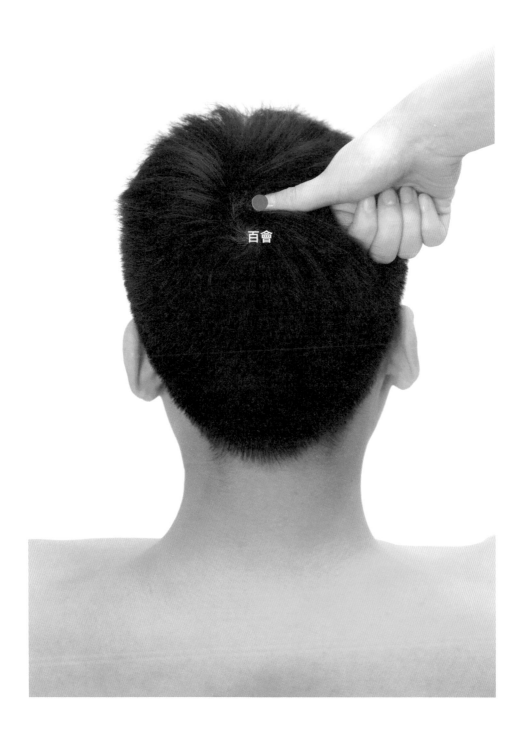

百會

穴位與疾病的左右對應

　　比如，胃經上的足三里穴附近酸痛，可在對側大腸經的手三里穴附近尋找對應點治療；外踝前下方丘墟穴處扭傷，酸、痛、腫、脹，可在對側丘墟穴處或腕部陽池穴對應點按揉，常獲立竿見影之效。

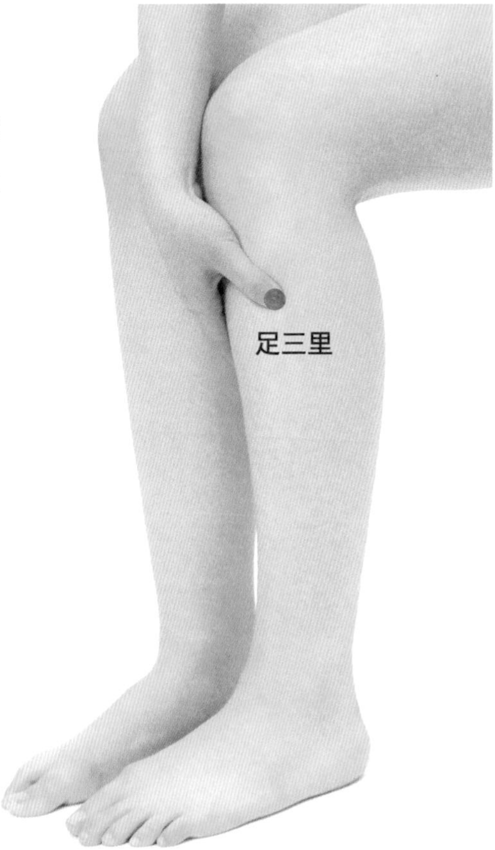

足三里

足三里穴酸痛，可按壓對側手三里穴治療

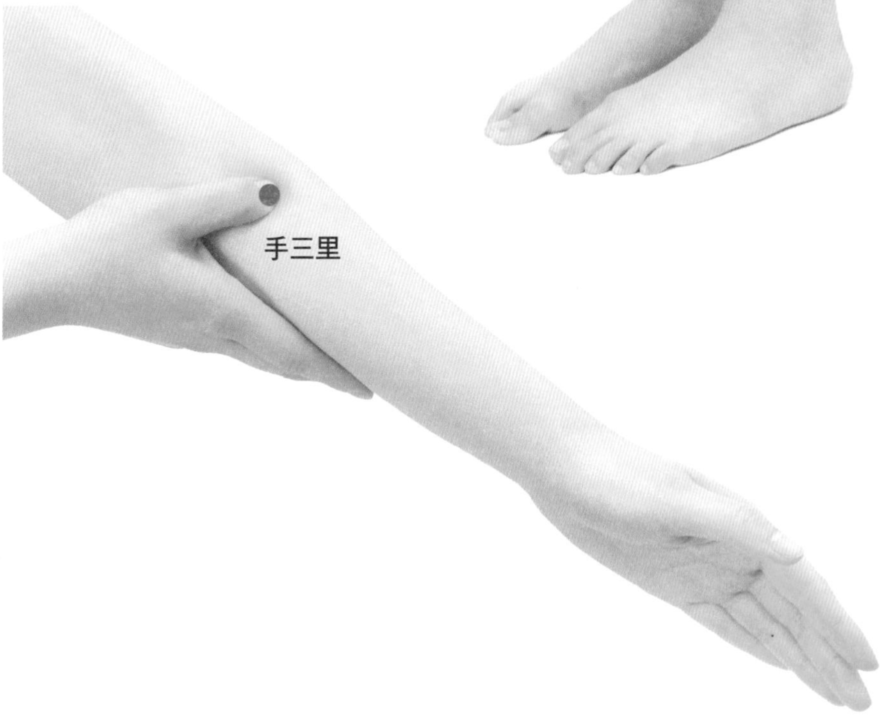

手三里

穴位與疾病的對應方法

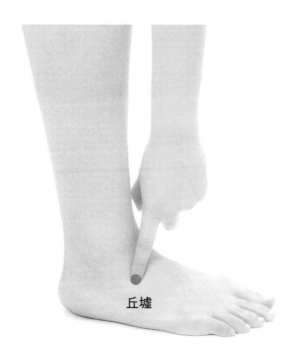

丘墟

丘墟穴處扭傷，可在對側腕部陽池穴對應點按揉

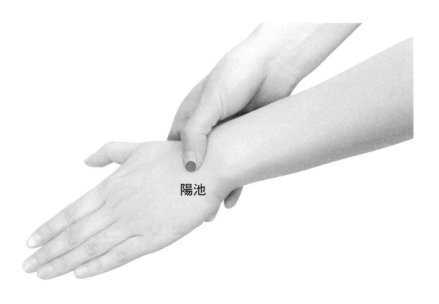

陽池

穴位與疾病的交叉對應

在四肢部位找點，規律是以臍部為軸心，上下、左右、交叉對稱，即右上肢對左下肢，右下肢對左上肢。

手陽明大腸經跟足陽明胃經都是陽明經，這個叫同名經，比如手三里跟足三里，它叫同經相應。它既能夠同側的同經相應，還能夠對側交叉相應，比如左手的手三里跟右腳的足三里，這個叫左右的交叉對應。

比如腳伸直了，那麼腳大拇趾就相當於手指大拇指，小拇指就相當於同側的腳小趾。手腕跟腳踝是對應的，肘關節跟膝關節是對應的。

腰痛及胃脘痛（消化性潰瘍）是前後相對應。肚臍正中對應的是第四腰椎，肚臍上下是對應的是第三腰椎跟第五腰椎。薦骨對應的是後頸部，後頸部對應恥骨上緣。肩胛骨對應的是人的髖骨。

肩跟髖是對應的，肘跟膝是對應的，左肩跟右側的臀部對應，左肩跟左臀也是上下對應，後肩跟前胸對應。還有，左手與右足對應，左肩與右髖對應，左肘與右膝對應。

宮廷御醫夏錫五的關門弟子解佩啟先生得到了宮廷正骨的一些真傳，這位老師提出來一個觀點叫「以指針」，就是說你的手指頭相當於一根針，而且這根針隨身攜帶，不用消毒，安全無副作用。

後來解老先生寫了一本書，叫《周易八卦指針療法》，把針刺的方法都

直接歸納成手法，透過手法的刺激達到防病治病的目的，臨床效果非常好。

穴位與疾病的前後對應

所謂前面，是指人體的胸腹部，後面是指腰背部。前後對應，是指胸腹腔內的臟器與背部俞穴之間的特殊對應關係。

事實上，五臟六腑在人體背部皆有俞穴與其對應，當內臟器官發生病變時，其對應的背俞穴處都會出現病理反應。

比如患有心臟病，會在心俞穴及至陽穴部位出現反應，針刺或按摩此部位可以緩解心臟不適。另外在臨床中，腰痛治腹、腹痛治腰、咽喉炎治風府等都是依據「前後對應」的原則。

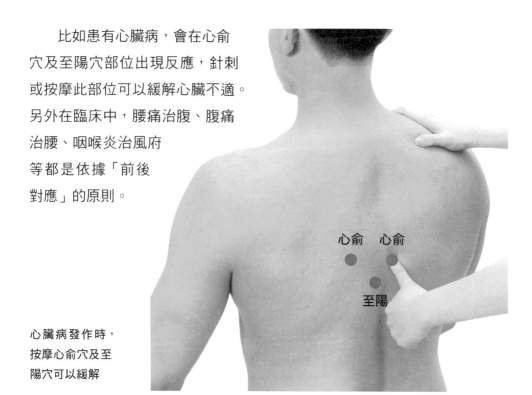

心臟病發作時，
按摩心俞穴及至
陽穴可以緩解

心俞　心俞

至陽

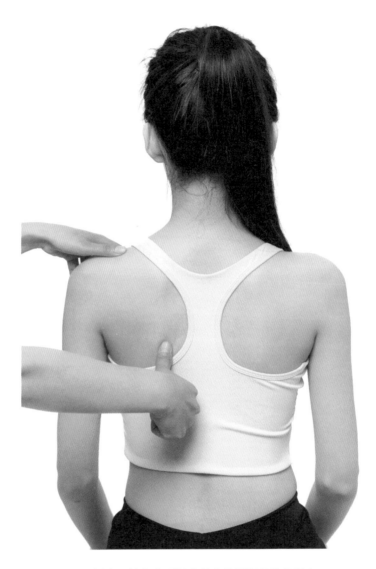

乳腺增生，就在乳房對應的背後肩胛骨進行探查

　　簡單地說，前後對應就是身體前面哪裡有問題，就在身體後面找痛點；身體後面哪裡有問題，就在身體前面找痛點。比如乳腺增生，就在乳房對應的背後肩胛骨進行探查，一般都會有痛點。

　　　　　　　　　　　　　　　　穴位與疾病的對應方法

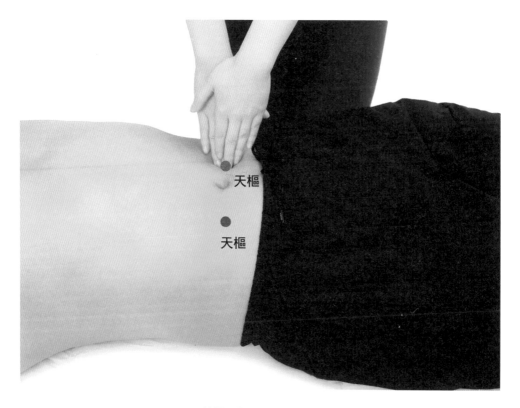

天樞

天樞

按揉天樞穴，緩解腰疼

　　有一位患者每次腰疼，揉一揉就舒服，但每隔兩三天就會復發。後來幫她按揉腹部，發現肚臍兩邊天樞穴的位置又僵又緊，按照前後對應的原則按揉不到二十分鐘，腰疼就緩解了。

　　其實腰疼的誘因有很多種，比如腹肌痙攣、腸道炎症、腎臟疾病等。所以當腰疼時，如果長期在後面治療沒有效果，不妨在前面治一治，有時會收到奇效。

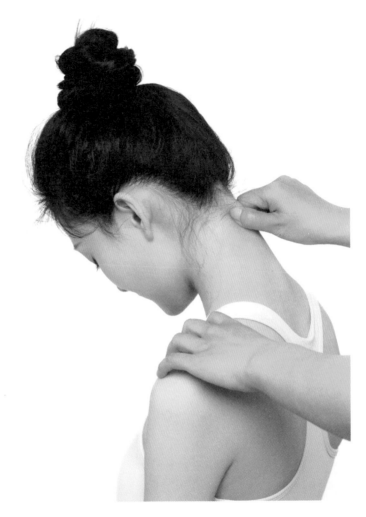

有咽喉炎，在第四、五頸椎上揪痧

　　有一位朋友患有咽喉炎，一吸氣喉嚨就發癢、咳嗽，我就在他的第四、五頸椎上找相對應的點，找到一個小的結節，按下去有些疼痛，然後用手沾點水，用兩個手指在痛點上進行揪痧，不到兩分鐘痧就出來了，呈紫黑色，揪完了以後症狀緩解了很多。

　　　　　　　　　　　　　　　　穴位與疾病的對應方法

病從哪來，讓它從哪回

大家記住一句話：「病從哪兒來，讓它從哪兒回。」

我為什麼學醫？如果家裡有醫生，可能我的人生就不會經歷那麼多坎坷。可是上天要成就一個人的時候，可能也會故意給他設置一些人為的障礙。四十歲那年，我一天最多的時候看了 109 個病人，從早晨八點多進診間，到晚上近十點從診間出來，一口氣喝了六大杯水，那時年輕覺得沒什麼。可是從那天開始，我知道自己已經突破極限了。如果這樣連續一個月下來，我也許就成仙了。畢竟人是血肉之軀，不是鋼鐵之軀。

後來開始往下減，一天看 60 個病人，再減到 40、30。隨著年齡的增長，我發現很多病不是單純靠醫藥就能解決的，要靠的是你的心力。在看診的時候，常常不忍心開完藥就讓病人走，一定要留下他跟他多嘮叨幾句。大部分情況下，如果是有智慧的病人，他也會跟你多聊兩句，因為在這個時間點，正是他打開心結的時候。

如今我在門診也不看那麼多患者，一切以療效為主。我多跟你聊兩句，你的心結解開了，少吃點藥，身體健康了，心情也愉悅，相信你也不會罵我。

如果會舉一反三，我們的距離就差不了多少。如果懶得動腦子，我現在開始教大家三大病的治療方法：一個是肩周炎，一個是頸椎病，一個是腰痛。學會了，一招就能打遍天下。但你要先把自己的想法從腦子裡移出去，打破框架，打破不能治療的思考模式。

　　作為一個醫生，一定要做到人家想不到的你能想到，人家做不到的你能做到。有的人是想到做不到，做到了一定是能想到。

　　舉個例子，過去小孩不聽話，孩子抓住了便說：「誰叫你不聽話。」邊說邊掐孩子的大腿內側，特別痛。那麼多可以掐的地方不掐，為什麼要掐這裡？大腿內側正好是肝經循行的地方，掐這裡可以幫孩子降肝火，哇地一哭，毒素就透過眼淚排出來了。這個地方還可以治療婦科跟腸道疾病。

　　有時我們治療連續兩三個月非懷孕造成的閉經，除了開點湯藥滋陰、活血、化瘀以外，在這個地方最好按一按，往往按完兩三天月經就來潮。這是某個地區老師傅治閉經的絕招，最後治這個出名了，患者還不給其他人按，就得指名這個老師傅。

第 2 章

自我體檢法

徒手健康法顧名思義，

就是赤手空拳在人體的體表進行點按、抓拿、撥揉，

幫助我們強大生命力的方法。

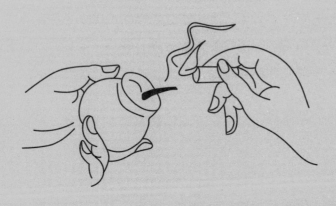

赤手空拳按摩法：
點按、抓拿、撥揉

徒手健康法，顧名思義，就是赤手空拳在人體的體表進行點按、抓拿、撥揉，幫助我們強大生命力的方法。

點按法、點揉法

「點」就是定住不動，「按」就是在點的位置上逐漸垂直向下加力。點按法主要在脊柱兩側一些重要的穴位上進行操作。做的時候，按法與揉法常常結合而用，所以又稱為按揉。

其實，點住不動的時候，單純是一個點法。而點按、點揉是複合型的手法。

按住以後，用拇指垂直向下發力，一上一下，一鬆一緊，這是點按；按順時針方向從左向右揉，或者按逆時針方向從右向左揉，這是點揉。

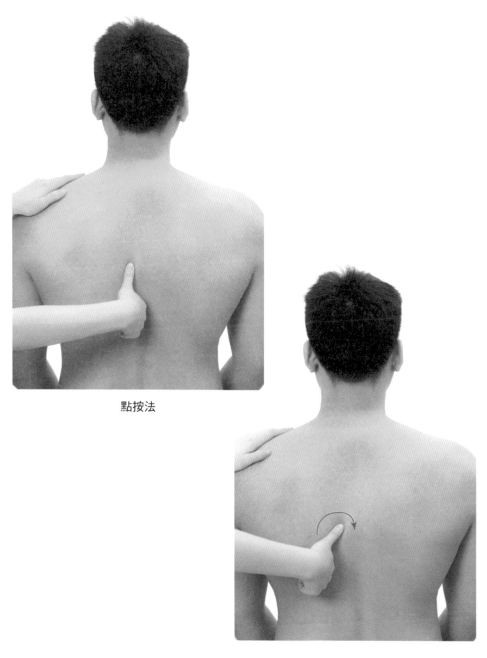

點按法

點揉法

拇指疊加法

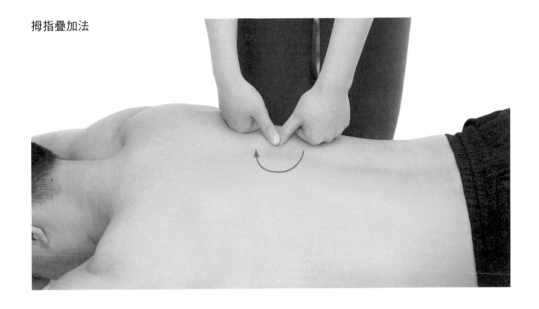

　　找準穴位以後，要用由輕逐漸加重的手法進行按揉。一般需要多長時間呢？根據自己的感覺來定。

　　在徒手健康法中，點揉法是非常重要的手法，像一些慢性疾病，用點揉法在局部點揉四百到八百次，甚至達到兩千次，身體就會出現從量到質的好轉。

　　在做手法的時候，有的人可能會感覺自己手指的力量不夠，那我們可以使用疊加手法，把一隻手的拇指放在另一隻手的拇指上點按、點揉，一定要輕柔、和緩地操作。

　　用疊加手法時，有一個發力的關鍵──拇指的指間關節一定要向外突出去，形成一個三角，這樣力量才能垂直向下。切忌用大拇指斜著向下按，當手指形成內弧度的時候，損害是非常大的。

　　　　　　　　　　　　　　　　赤手空拳按摩法：點按、抓拿、撥揉

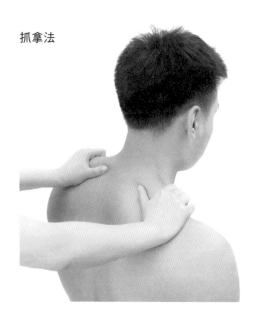

抓拿法

抓拿法

　　抓拿法的主要操作位置在肩背部。抓什麼呢？就是在背部連抓帶提，尋找異常的軟組織，將其捏散、消除。

　　什麼是拿呢？四指與拇指同時向一個方向合力，也有捏的力度在裡面。說白了，就是要把局部的沾黏組織給拿開。

　　古人叫「抓肩拿背」。操作時，左右手可以同時去抓拿。在抓拿過程中，尤其是捏脊治療小孩積食產生的消化不良、食慾不振症狀時，皮下可能會出現聲音。

　　實際上，治療的目的就是要把皮下的沾黏撕開，以起到活血化瘀、祛瘀生新的作用。抓拿的手法可能稍微有點疼痛，做之前要有心理準備。另外，

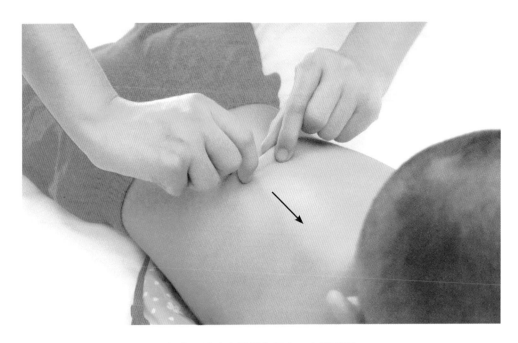

捏脊，治療小孩消化不良、食欲不振

在抓完後要馬上放鬆一下局部的皮膚，以緩解抓拿所產生的不適感。

　　　　　　　　　　　　　　　　　　　赤手空拳按摩法：點按、抓拿、撥揉

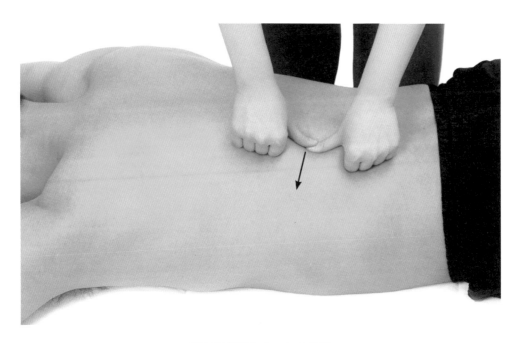

兩個拇指疊加在一起向外撥

撥揉法

　　撥揉法的主要操作位置在脊柱兩側，就是用拇指重疊，在肌腱上從裡向外進行撥動。撥的時候，不是單純為了撥而撥，一定要加一個很柔和的力量在裡面，才能夠有通經活絡的功效。如果手指力度不夠，您也可以採用兩個拇指疊加在一起向外撥的手法。

　　運用手法時，千萬不能在脊柱上做任何硬性的治療，一定要離開棘突正中的位置，在脊柱旁開一個拇指的距離，找到凹陷的地方，然後從裡向外進行撥動。這個位置神經分佈得比較密集，也是我們手法治療取效的關鍵部位。

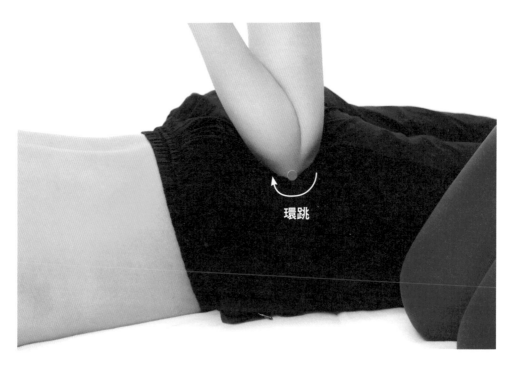

環跳

點按、撥揉環跳穴

　　另外，在尾骨運用撥揉法的時候，由於臀部比較豐滿，比如環跳穴的位置，手指撥揉的力量不能起到相應的作用和效果，所以我建議您以肘關節為軸進行點按、撥揉。

按摩的心法

徒手健康法真正起效的關鍵點

古人認為，要有意識的去探察到賊邪，實際上這是我們能不能在手法上起效的一個關鍵。

很多人都學了手法，有的人覺得治療效果很好，有的人會回過頭來跟我反應沒有什麼效果，不好用。那麼多人都好用，為什麼少數人覺得不好用？然後我就仔細觀察他做手法的過程。**實際上，真正用手法跟人體接觸治療的過程中，最關鍵的一點，是需要我們有耐心，按摩的時候做到三百到五百次的點揉。**

很多人可能點揉三、五十次，最多一兩百次，就認為夠了，其實量是不夠的。如果我們的耐心不夠，意識傳導的能量是不夠的，火候不夠，病是去不了的。

按摩的時候，其實可以把手放在患處，閉上眼睛，用意念進行內動的導引。同時腦子裡最好也出現圖像，比如腰椎筋膜發炎了，想像自己的手握著一個紅紅的、暖暖的小太陽，把筋膜的炎症、濕邪，用手上太陽光的溫度溫暖。加深這些意念，這時徒手治療的作用才能大大地增加，其實就是徒手健康法真正起效的一個關鍵點。

這樣的按摩，古人也叫意向按摩法、心向按摩法。其實中醫在這方面的

傳承是很保守的，歷朝歷代都是關上門不傳。但近現代西方一些復健心理學的大師級人物，他們曾嘗試做過一些這方面的研究和觀察。

其實，人的意識對身體健康的影響是很大的。美國有位復健心理學家曾經講過這麼一個案例，他替患者做心臟檢查的時候要用聽診器，如果有心臟病，用聽診器會聽到奔馬律。但患者不懂，以為奔馬律就好像跑得跟奔馬一樣，就認為心臟沒問題，給了自己一個良好的暗示。他植入了一個正向的意識。

過了兩三個月以後再一查，奔馬律沒有了。醫生問：「怎麼回事？」患者說：「我就那天聽你說，我的心臟跟馬奔跑的節奏一樣，那麼好的心臟應該是沒有問題吧。」最後一做檢查，確實沒有問題了。

有時候人就是要輸入一個正確的意識，按照王薌齋老先生在意拳（又稱大成拳）的講解中，他認為意就是力，意念就是力量。就是我們敢不敢用意，敢不敢產生力，是一個持術者、修煉者到一定程度以後產生的自信。

手法八字箴言：持久、均勻、滲透、有力

因此，學習徒手健康法的朋友們，不管是年輕的還是年老的，我們在做手法的時候，不要一味地用蠻力。甚至很多人使勁搓搓搓，把皮膚都搓破了，或者造成深層肌肉的損傷，按摩完反而發炎。這種情況在當今的按摩界很多。在這裡要告訴大家，我們這套手法不是要使用蠻力，而是要有力量。

這種力量就是書裡介紹的，要有意識地加進去，要符合「持久、均勻、

滲透、有力」的八字箴言。不是用很大的力量使勁揉，只要輕輕地把手放在那裡，把意識注入進去，這時療效是翻倍的。

這些過去都屬於關上門祕不外傳的東西，我當時跟著老前輩們練習手法，就是一張八仙桌，手放在桌子上，用手指發力，要看到桌子上杯子裡的茶葉能動起來。

如果意識運用得好，你給親戚、朋友、家人做手法的時候，不會有一種我來伺候你、為你服務的心態，而會感激人家給你一個練功的機會。當我們把念頭轉化以後，按摩、徒手操作的時候首先是不累的、心情是愉悅的、療效是翻倍的。實際上，這就是按摩的心法。

做按摩時次數千萬不要太少

大家一定要記住，做按摩時次數千萬不要太少。僵硬點緩解了，你的不適點也會緩解。比如肩出問題，要先在肩周圍找，要知道是肩本身出問題造成的，還是由別的原因造成的。

你知道這裡有「賊」（病灶），第一時間要跟「賊」談判，談判不是把「賊」打死，而是把它放著，先跟它談判，只要別偷我東西，大家相安無事。這是什麼意思？就是幫賊「把門打開」，讓賊「出去」。虛邪賊風聚在這裡，想要把這些「賊」去掉，就是你要把門都打開，人體組織有通道，它就順著通道走了，不一定只走神經血管。

大家一定要記清楚手法的目的，不管用什麼手法，最終都要讓「賊」出去。

古人說手摸心會、手隨心轉、法從手出，這是一個用心的工作。手法診斷就是治療，因為你在摸的時候，一定會摸出跟正常組織不一樣的地方。只要有形體改變，比如發僵、發硬、發結、凹凸，一定是有問題的。做手法時指甲盡量不要太長，不要塗指甲油。

特別說一下，當你提、捏、抓的時候，就是用拇指、食指捏住輕輕地碾，把局部異常組織碾掉。

徒手診病法：摸法

「遍山尋賊」：手摸心會，有病我先知

在徒手健康法中，除了點按、抓拿、撥揉三大複合型手法外，還有一個徒手診病法，摸法。

什麼是徒手診病法呢？就是透過觸摸手法找到身體上的疾病對應點，感受寒熱、滑澀、凹凸、軟硬、板結等症狀。

中醫有一本經典醫書叫《醫宗金鑑》，其中對摸法有一個要求是「手摸心會」，即透過手對身體的觸摸，用心去體會手下的感覺，是寒是熱，是鬆是緊，是滑是澀，這主要是檢查內臟的功能；是凹是凸，主要是檢查脊柱的錯位、脫位、突出、膨出，甚至是否骨折。

在傳統的按摩手法中，關於用摸法來診斷有一個專有名詞，叫「遍山尋賊」。簡單地說，就是在後背上找「賊邪」（疾病的表現），也就是找寒熱、滑澀、凹凸、軟硬、板結等病理反應。手隨心轉，法從手出，「賊」也就被抓住了。

比如患者趴下來以後，你在他的後背上反覆摸找，你可能都不用直接碰觸皮膚，就在離他後背兩三公分處，哪個位置是涼是熱，手是能感應到的，你如果把手往那裡一放，會有一些涼熱或濕漉漉的感覺。有些人的後背，你一摸非常粗糙、非常乾。還有一些人，你手一碰就感覺濕濕、黏黏的。

你具備了這些診斷方面的知識，治療起來就很容易了。

當用手發現「賊」之所在，我們就要進行有效地對治，透過對心情的調理、飲食的調理、運動的調整、性情的調整，讓身體達到一個整體的平衡。

如何發現疾病在身體上的反應點

經過多年臨床，我發現一個人身體健康時，皮膚是鬆軟、細膩，很有彈性的。一旦身體有了毛病，在身體的某個部位就會出現相應的寒熱、滑澀、板結等病理反應。

透過摸法尋找疾病的反應點，並配合相應的手法，讓人體氣血能量重新恢復，才能把病邪從身體中澈底解決掉。

寒邪在身上的反應點

按照《黃帝內經》來講，寒就是陰邪，容易損傷人體的陽氣。如果外在的寒邪侵襲人體的皮膚表面，就會全身怕冷、打噴嚏、流清鼻涕，甚至發熱

無力。

寒邪傷人後很容易形成寒氣凝滯，導致局部肌肉僵緊，比如常見的關節炎及風濕病等，還有一種情況是我們常說的腰酸、背痛、腿抽筋。

《黃帝內經》總結道：「寒主拘急收引。」什麼是「拘急收引」呢？其實就是抽筋，機體受寒後向內收縮不能外展。

我們在使用手法進行觸診時，首先要學會分辨肌膚表面的溫度。寒在人體的表現就是涼，用手一摸感覺發涼甚至寒氣襲人就基本上可以診斷為寒邪傷人。

熱邪在身上的反應點

熱邪傷人很容易耗損人體的陰液，也就是水分，所以會導致皮膚乾燥，身體生瘡甚至尿血等。《黃帝內經》對熱邪的描述是「縱緩不收」，臨床表現是皮膚肌肉的彈性降低，很鬆弛，用手觸摸時感覺局部會發熱或發燙。

當體表出現了局部的瘡瘍如帶狀疱疹時，也會有發熱的情況。有的人體表長了腫瘤、癤子（粉瘤、疔瘡），摸其周圍紅、腫、熱、痛，且體表的溫度也是熱的。

因此在運用手法進行保健預防調理時，首先要分清寒熱再去治療，做到心中有數，不是盲目地治療。如果是寒，用手法和艾灸治療效果很好；如果

是熱，用刮痧、放血的方法比較對症。

還有一種是寒帶著濕。比如，摸著脖子很涼，濕漉漉的；而有的人在夏天手出汗發黏，但是不熱且發涼，就是濕滑，用手一觸皮膚黏黏膩膩，這是一種水濕之象。

濕有時候帶著寒，有時候帶著熱，要仔細區分。在調理時可以用火罐祛濕。

澀：皮膚發澀，往往伴隨著乾澀

澀的感覺就是皮膚發澀，往往伴隨著乾澀，大部分情況是體內水分少、熱重。比如，有的人小腿外側的皮膚很粗糙，毛孔粗大，用手觸摸會有扎人感，而且很澀，每到冬天就開始掉皮屑。這是一種血瘀現象，中醫又稱「肌膚甲錯」，是「乾血癆」的一種。施治時，一定要用大劑量手法把局部鬱結組織解決掉，活血化瘀。

凹凸：意味著椎骨錯縫

如果一個人從頸椎到尾骨的椎體出現向外凸起或向內凹陷的症狀，就意味著椎骨錯縫了。

還有就是在體表比如後背、前胸上有一些小的粉瘤。

長脂肪瘤的人往往是吃肉、喝涼的，體內的陽氣不夠，不能把肉充分轉化成能量，而積留的部分就會沿著經絡在體內循行，如果某個部位感受了外邪，就會形成小的脂肪瘤。

還有一種是皮膚板結，比如有的人手腕上起了一個大包，西醫稱為腱鞘囊腫，裡面有很多組織液，如果清不出去就會變成硬結。

再如，有的人從側面看，他的脖子與肩基本上呈一體，或在他大椎穴上下的位置會有很大的圓的硬包（富貴包），如果不早點消掉，遲早引起腦血管疾病。

身體僵硬就會生病，哪裡僵硬哪裡生病

老子說：「摶氣致柔，能如嬰兒乎？」「摶氣致柔」就是指小孩的皮膚鬆弛、柔和、不僵硬、有彈力。什麼是摶氣？就是一種非常祥和、柔和的狀態，一團和氣。

這句話是說，我們成人透過後天的修煉，全身的皮膚能不能像嬰兒那樣一團和氣，沒有任何的僵直點呢？

要知道，三歲以下的小孩，不管是男孩還是女孩，只要在身上找到僵硬的地方，就說明這個孩子的身體一定不健康。比如有積滯的小孩，後背一定是緊繃的。

我在臨床中發現，身體體表僵硬出現的機率較大。一句話總結：身體僵硬就會生病，哪裡僵硬哪裡生病。而且有時會有酸、麻、脹、痛的感覺，現代人稱之為痛點。

怎麼判別呢？捏一捏七歲以下身體健康小孩的身體，然後再捏一捏自己的，對比一下，哪裡不一樣，哪裡就有病了。這個方法不僅簡單，還非常實用。

前幾年，我帶一位學生學習按摩。我請他做一個實驗，去摸七歲以下健康孩子的皮膚，不管是男孩還是女孩，他們的皮膚一定很鬆軟、有彈性。如果小孩的背部摸起來又僵又緊，大部分是受寒了。

我告訴他，只要小孩身上沒有的，而自己身上出現的，這就是多餘的。但當時卻忘了囑咐他一句：成人有些地方與小孩不一樣。

結果，他對比之後發現自己身上很多地方都不對，於是哪兒不對便在哪兒揉。兩個月下來，他的身上全是結節。我問他這是怎麼了？他說都揉開了。我告訴他：「你這是得病了。」成人跟小孩是有區別的。人隨著年齡的增長，身體有一些地方會出現瘀阻。比如我們的第二掌骨周圍不是很平，有一些高低起伏，這與受力、習慣都有關係。

其實，我們成人受外界因素的影響，總是跌跌撞撞的，局部會有很多地方跟小孩不一樣，所以要區分是正常的解剖部位還是病理損傷。比如，從事體力勞動的人手上有很多老繭，這不能算是病，而是人體自我保護功能。

如何打通長壽三關：
玉枕關、夾脊關、尾閭關

在人體頸部、背部、薦骨有三個非常重要的關口，也是我們人體上的三個生理解剖位置。

從頭部枕骨下緣到大椎穴的位置叫玉枕關；從大椎向下到與髖平行，上下背部兩邊的位置叫夾脊關；從髖部直到尾閭穴（尾骨下緣）叫尾閭關。

這三個部位是人體陽氣上升的三條主要通道。所以，保持三關暢通，對於我們治病與養生有著非常重要的意義。

通玉枕關，頭腦清晰，神清氣爽

位於頸項區的部位叫玉枕關，也就是枕骨下緣一直到大椎穴的區域。在枕骨下緣正中的位置有一個穴位，在針灸學中叫風府穴，其兩側的穴位叫風池穴，而大椎兩側的穴位叫風門穴。

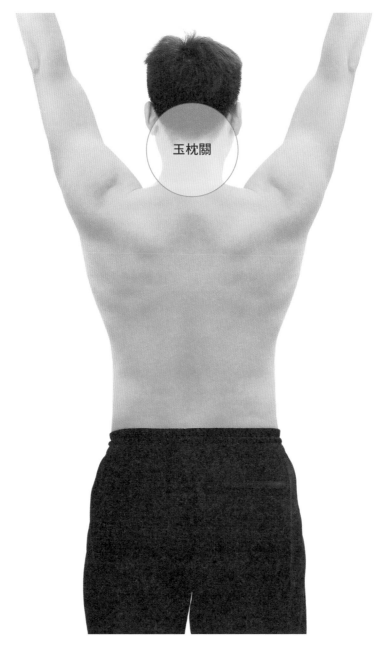

玉枕關──頸項區

如何打通長壽三關：玉枕關、夾脊關、尾閭關

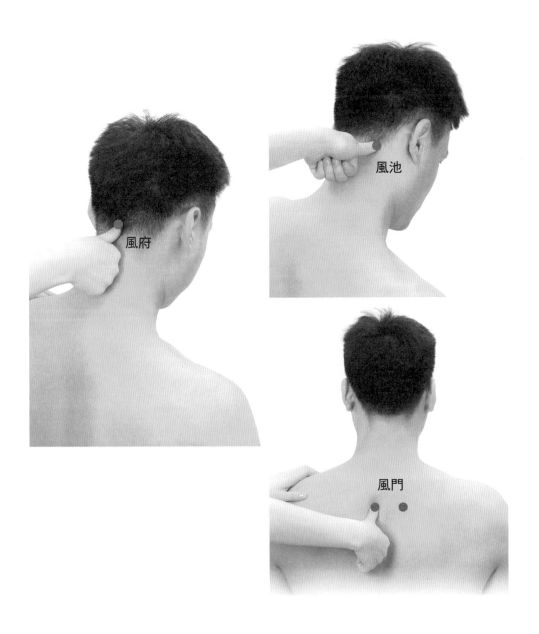

在一掌的範圍內有五個與風有關的穴位，說明這個位置是極容易感受外界風寒的區域。

如果玉枕關不通，我們的脖頸就會變得緊繃，觸摸時甚至感覺兩側的棘突一邊高一邊低，以致影響整個頭部的功能。比如頭暈、噁心、眼花、耳鳴、近視、青光眼、咽喉炎、慢性鼻炎、偏頭痛等，都與玉枕關受阻有很大關係。

尤其是一些女性朋友，晚上九點十點洗完澡，頭髮沒乾就上床睡覺了，很容易造成第二天早起時偏頭痛、落枕或者頸椎不適。如果沒有著涼史，也不吃冰的，對寒濕也很在意，但就是有濕邪的現象出來，這往往跟錯誤的洗澡、洗頭習慣有很大關係。

打通玉枕關，能夠讓頸動脈供血、供氧更順，讓頭腦更清晰、眼睛明亮、神清氣爽。其手法非常簡單，但不要太重，主要是捏、抓、提、點、撥等。

比如我們用手法去捏枕骨下緣，耳朵後面正中的位置，如果這個地方很緊繃很硬，說明風、寒、濕都聚在頭部。如果不馬上解決，慢慢地，頭暈、眼花、視物模糊等症狀都會逐漸加重。這時，我們可以用抓拿、撥揉、點按等手法，把局部緊繃的組織鬆開。

同時，也要對比一下頸椎兩側的感覺，是硬還是軟，是否一側高一側低。如果兩側都很硬，有頭痛就會是整個頭痛；如果兩側頸夾肌位置一側緊一側硬，往往會引起偏頭痛。萬一有發熱，可以用手沾點冷水，在大椎穴位置上推擦，有很好的退熱作用。

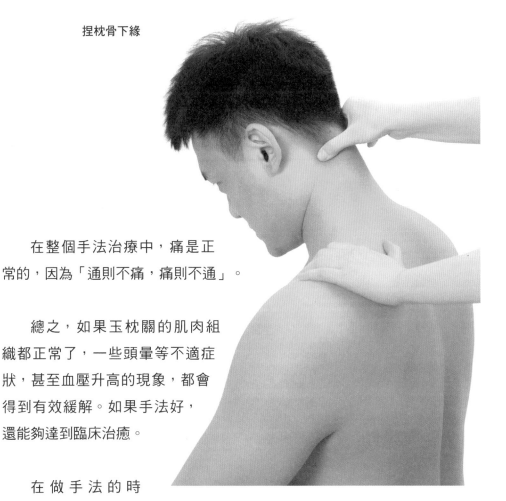

捏枕骨下緣

在整個手法治療中，痛是正常的，因為「通則不痛，痛則不通」。

總之，如果玉枕關的肌肉組織都正常了，一些頭暈等不適症狀，甚至血壓升高的現象，都會得到有效緩解。如果手法好，還能夠達到臨床治癒。

在做手法的時候，指甲不要留太長，以免傷到皮膚；而且一定要記住手法的要領：輕柔、和緩、持續、滲透、有力。

另外，手指千萬不能凹進去，一定要頂出來。當手指向外鼓的時候，力量是直線下行，很小的力量就會產生巨大的效果。

通夾脊關，「遍山尋賊」，讓疾病無所遁形

徒手健康法中，關於夾脊關的手法治療，與教科書上記載的華佗夾脊穴、膀胱經調治法不甚相同。我講的主要是拿捏人背部的兩條大筋。

我們說一個人孔武有力，或者小說中描寫武術高手時常用到一個詞，叫膂力甚深，這都是說這個人後背的肌肉很強硬，力量超出常人。

實際上，背部的兩條大筋也是人身上最精華、最精密的組織。因為組織很縝密，離我們的臟器又近，所以有保護內臟的功能。

我們調治夾脊關的時候，要把範圍擴大，不要單純地在華佗夾脊穴上找。換句話說，在徒手健康法中，夾脊關的調理範疇涵蓋了傳統華佗夾脊穴、督脈、膀胱經的穴位。

調理夾脊關對人體的影響非常大，如果有以下任何一種症狀，比如長期慢性咳嗽、哮喘、心慌、心悸、食慾不振、噁心、嘔吐、腹脹，甚至肝臟區疼痛、小腹冷痛，都跟夾脊關失調有關。其調治手法很簡單，就是「遍山尋賊」。

《易經》中的艮卦對應人的後背，艮為山，後背是屬於山的范疇，所以把人體的背部比喻成山，在山上尋找潛藏著的病邪。

具體在哪裡找呢？以背部督脈為中心，向左右兩側膀胱經展開，循夾脊穴兩側，透過手法進行觸摸，找到不同的反應點。

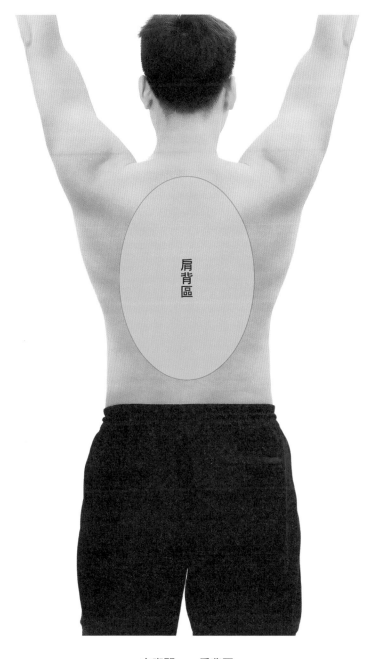

夾脊關──肩背區

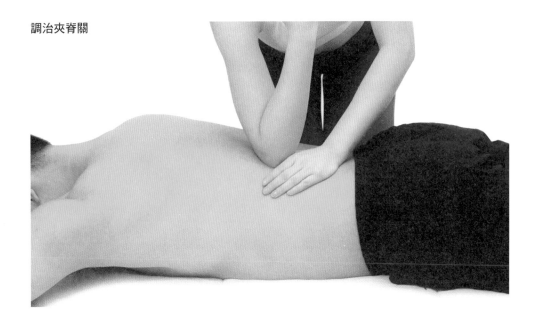

調治夾脊關

　　如果找到了「賊邪」，探到了寒熱、滑澀、板結等情況後即可用手抓提、抓拿，也可以配合撥揉法、點揉法或點按法。兩側的手法相同。

　　因為夾脊關位置的肌肉比較豐厚，我們有時要藉助肘關節的力量進行點撥。大家一定要注意，不要用肘關節在脊柱的正中點揉，這是非常忌諱的。如果肘尖不小心碰到棘突，引起棘突發炎是很麻煩的事情。

　　在這裡告訴大家一個我多年總結出來的、臨床證明非常有效的手法：首先把一隻手的大魚際放在患者的脊柱正中央，然後另一隻手的肘尖卡在食指、拇指的窩中進行點撥、點按、撥揉。這時候可以加上一點自身的力量，如果施治者瘦弱，可以頭部向前，把重心前傾，力量就會加大。如果對方比較弱小，就沒有必要使用肘關節，直接用雙手大拇指疊加撥揉就可以了。

小兒捏脊的手法：「搬皮」

古人有句話叫：「若要小兒安，三分饑與寒。」現代人生活條件好，基本上是冷不到、餓不著。很多家庭只有一個小孩，對孩子過多溺愛。小兒病是「二太病」，即太陰病、太陽病，不是傷風就是傷食。向大家介紹一個傳統的小兒捏脊手法，其實很簡單。

成人做治療的時候，比如治療高血壓、糖尿病，一定是從上向下反著推。在正常情況下，從人的尾閭位置向上捏，沿著脊柱正中捏三下提一下，如果提不起來，說明有濕氣積聚。

對孩子的要求是這樣：先沿著脊柱正中捏三下提一下，一直捏到大椎穴。再沿著左邊這條大筋，也是捏三提一，一直到肩胛下緣的位置就可以了。右邊也是一樣。

這個手法在中國東北地區叫「搬皮」。小孩食欲不振、消化不良、發育不良，甚至長不高，都可以透過捏脊進行有效的治療。

道家醫學認為，人從七歲開始，慢慢地氣息不是從下往上走，而是從上往下走。到了成人，尤其是三十歲以後腳底虛，四十歲左右走起路來，很多人腳步飄浮。所以，有一句話講「人過四十氣變虛，陽氣由下往上欺」，一點點地會造成頭重腳輕的感覺。

成人捏脊的手法正好相反，從大椎穴開始一直向下推，也是捏三下提一下，一直要捏到尾閭的位置。兩邊也是這個手法。捏的過程中，我們不是亂

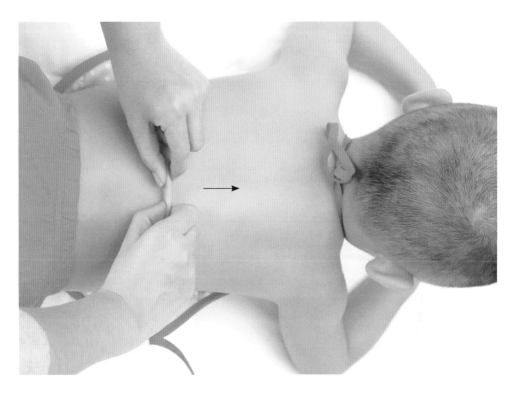

捏脊

捏、瞎捏，一定要體會手下皮膚的緊繃跟硬結。如果這個硬結捏不掉，白受罪，沒有任何作用；提一下則是把皮下的沾黏鬆開。這是成人捏脊和小兒捏脊的區別。

捏完以後，用手摸一下，背部是發熱的，皮膚微微發紅。吃藥短時間不會有這種感覺，我個人形容這種手法是祛瘀生新。孫真人說「血運則百病不生」，所以要讓我們體內的氣血升騰起來、活起來。這個手法就是很好的活血化瘀的方法。

通尾閭關、擦八髎，短時間內恢復體力和精力

尾閭關位於腰骶部到尾骨的薦椎區，包括整個臀部位置。這個區域雖然不是很大，可對人體來講是非常重要的部位。

現在很多上班族久坐不動，疏於鍛鍊，導致臀部鬆垮、變形。另外，很多女性朋友的痛經、月經不調、子宮內膜異位症、卵巢囊腫、子宮肌瘤等疾病，都會在尾閭關有不同的反射和顯像。而男性不育症，精子存活率低，以及陽痿、遺精、早洩等都與尾閭關有關係，甚至痔瘡在尾閭關也有反映。

尾閭關的調治手法不是很複雜，就是把自己的雙手拇指疊加在一起，先在環跳穴位置進行點按、撥揉。

大家記住，以髖部為中心點，向下的位置都可以撥揉。如果在使用手法中感覺到很累，也可以把肘關節固定在環跳處，直接用肘尖進行撥揉。撥揉的時候記得把自己的對側手掌張開，用拇指與食指之間的手窩固定住肘關節，再進行手法治療。這是屬於保健手法，而單純使用手法治療的時候，力度若要重一些，可以直接進行抓拿。

女性朋友如果有帶下過多、宮寒、痛經、小腹冷痛、下肢涼等問題，往往尾閭關甚至八髎部位是很緊繃的。這時，我們除了用手法進行撥揉、點按、抓拿以外，還可以用「推擦八髎法」，這個補益手法男女老少都通用，用手吸住髖骨下緣向上的位置，使其從頭到腳晃起來。通常推擦二十分鐘左右，症狀就會得到很大緩解。

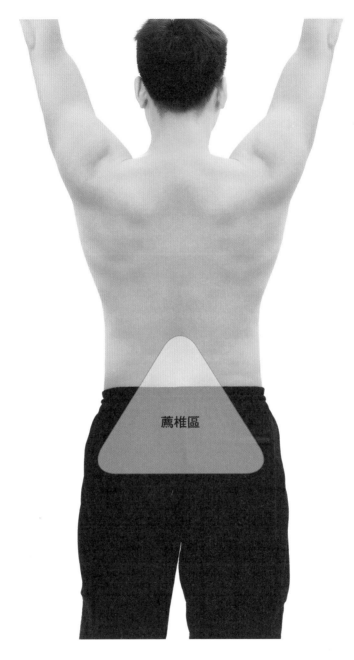

薦椎區

尾閭關——薦椎區

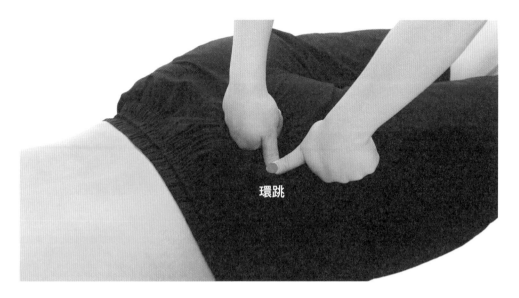

環跳

拇指疊加點揉環跳穴

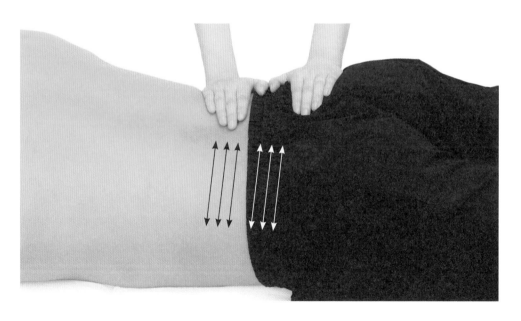

推擦八髎法

手法口訣一：輕不離膚，重不著骨

　　大家一定要注意，在運用手法過程中切忌暴力，要很輕、很柔，做到沉肩、墜肘、鬆腕，千萬不要過度用力，否則操作兩三分鐘以後自己就很累了。要學會利用對方身體的力量推出去，而不要拉回來。

　　關於手法的使用原則，古人講求「輕不離膚，重不著骨」。「重不著骨」指的是什麼？就是不要直接按到骨頭上，不要跟骨骼發生關係，一定要學會用聽勁。

　　換句話說，手法一定要巧妙，不能用僵勁、拙勁，否則對施術者與被施術者損害都是非常大的。

手法口訣二：三窩放鬆

　　在做手法治療的時候，一定要記住一句話：三窩放鬆。即兩個肩井窩加上心口窩一定要放鬆下來。如果做手法時三窩發緊，就說明自己處在一個緊張狀態沒有放鬆下來，這樣施術對自己是有很大傷害的。

　　在所有複合型手法中，我們每調治完一個部位，一定要對這個部位進行充分的手法放鬆。怎麼放鬆呢？其實就是摩挲，用手輕輕地按揉。人的肌肉是有記憶的，尤其在對背部進行抓拿、點按、撥揉以後，透過手法的摩挲，讓肌肉回到自己原來的位置，這樣才能夠促進血氣循環，加快新陳代謝。

在生活中，如果小孩不小心跌倒，摔疼了或者撞到了，媽媽往往會把孩子抱起來，用手摩挲幾下，再說一句「寶貝不哭」，事情就過去了。

其實，摩挲是一種能量的傳遞。透過雙手，心到、意到、力到、氣到，能量傳導過去，能針對局部舒筋、活血、通絡。這個手法往往在親人之間最管用。

過去，很多人對透過手法調理身體不以為然，認為捏捏拿拿不過就是一種放鬆。後來我在臨床中發現，不單純是放鬆這麼簡單。因為放鬆之中還有非常重要的意義在裡面，只有手法做到一定程度以後，透過自己的身體感悟才能知道手法的無窮妙用。

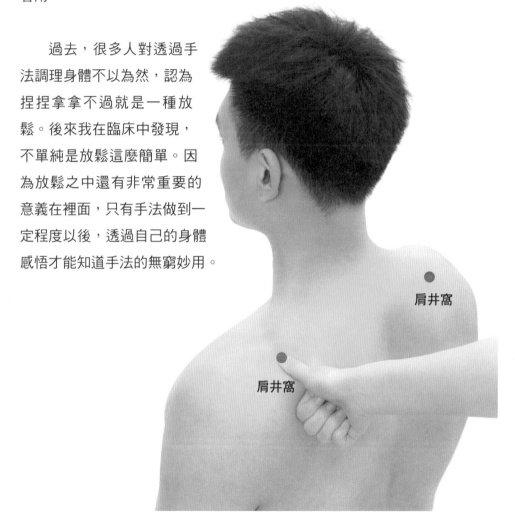

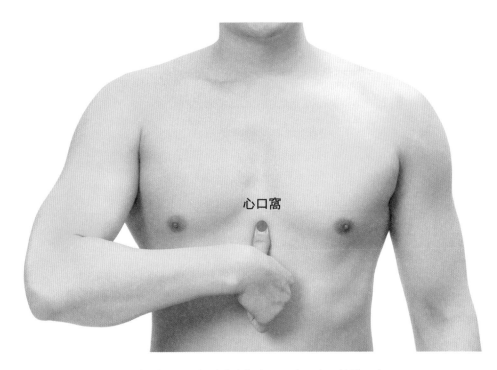

三窩放鬆，即兩個肩井窩加上心口窩一定要放鬆下來

手法口訣三：起手鬆肩

在徒手健康法中，還有一個開山的手法：起手鬆肩。也就是說，在調治疾病之前，一定要先拿捏肩部的肩井穴。在中醫看來，肩井穴可以治療五勞七傷，平衡各臟腑的氣機。基本上現在常見的慢性病，刺激肩井穴都能夠得到有效緩解。

肩部是造成人體無意識緊張的重要的關口。有很多朋友平時愛聳著肩，其實這是下意識對外界的一種緊迫保護反應。

透過鬆肩可以把氣放下來，人才能真正地感覺鬆弛。而整天提心吊膽的人，其肩膀一定是聳起來的，因為沒有安全感。

其實，鬆肩是外在的刺激手法，還有一個內在的手法就是推腹法，兩者都可以消除人的緊張感。大家一定要注意，對於患有心臟病、腦出血等急性病，以及肺部有腫瘤的朋友，包括久醉之人，尤其是已有身孕的女性朋友，不要隨意按捏肩井穴。

總之，徒手健康法簡單安全、自然有效。掌握它，人體 60% 以上的常見病、慢性病都能夠得到很好的調治。

肩井

肩井

在調治疾病之前，一定要先拿捏肩部的肩井穴

第 3 章

自診自療，
一次性祛除病根

手法是人的能量傳導，你的能量場氣場夠了，

病邪一下就被滅掉了。

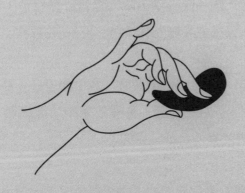

治療過敏性鼻炎絕招：
鼻子瞬間通氣法

　　每年的春秋兩季，在門診上都能夠遇到很多過敏的患者，尤其是患過敏性鼻炎的朋友非常多。

　　有過敏史的朋友都知道，每年春秋季節都會被討厭的過敏症狀糾纏一到兩個月的時間，非常煩人。而且，如果今年過敏了，往往明年、後年還會過敏。

　　在中國很多人到醫院找不到治療過敏的科室，可能會去看皮膚科，但醫生會把你推薦到另外一個科室，叫「變態反應科」（台灣為「過敏反應科」）。其實，現代醫學把人體的這種過敏現象稱為變態反應是非常準確的。

　　有時候盲目使用一些抗過敏的藥物，會引起皮疹，甚至導致內臟出現問題，因為如果毒素排不出去的話，會導致臟腑功能失衡，引起其他惡性病變。在臨床上，這樣的案例是很常見的。

　　有過敏症狀的朋友是很痛苦的，每天早晨起來不停地打噴嚏、流鼻涕，

在餐桌上吃飯時也要不停地擤鼻涕，非常尷尬，嚴重影響生活品質。在春季，如果遇到過敏性鼻炎患者，我都會替他制定一整套方案。

首先要幫他開一劑鼻炎湯，就是用石膏、菊花清體內的熱，把體內的風邪散出去，再用蘇葉、薄荷開竅，對治療過敏性鼻炎有很好的治療作用。

往往開完湯藥後會再順便告訴患者一個小妙招，這是我治療過敏性鼻炎引起的鼻塞症狀的一個獨家小妙招。

按照我個人在臨床上的理解，可以透過對脊柱和頸椎的調整來診斷、治療過敏性鼻炎。

鼻子瞬間通氣法

在人體脖子後面有兩個風池穴，離風池穴上下左右將近五公分的距離，會有特別疼的痛點，用手指輕輕一掐，一下子就會痛出汗來，這時鼻子瞬間就能夠通氣了，跟變魔術一樣。

請注意，對於風池穴周邊部位，我們平時都可以用手點、按、抓、揉，哪個地方最疼就在哪個地方點一點、揉一揉，這樣能有效緩解過敏性鼻炎的症狀。

大家記住一點：如果鼻塞嚴重，就用力抓揉。當然不能用蠻力，找準反應點，慢慢地去按自己下不了手，可以讓家捏一捏，長期堅持效果非常可觀。有些患者我甚至連藥都不用開，就讓他回家持續揉風池區，能得到非常理想的效果。

在風池穴周圍部位要很輕巧地摩。如果人幫忙

風池

如果鼻塞嚴重，就在風池穴周圍部位用力抓揉

徒手祛感冒

中醫依據病因把感冒分成三種類型，即風寒感冒、風熱感冒、暑濕感冒。治療時，一定要先知道是什麼原因引起的，然後透過相應手法的治療才會立刻有效。

風寒感冒，抓拿玉枕關

風寒感冒是什麼症狀呢？怕冷、發熱發燒、流清鼻涕、打噴嚏、渾身疼痛。

大家記住，風寒感冒一定是先流清鼻涕，然後後頸緊繃、發燒、怕冷。如果偶感風寒，一打噴嚏，一流鼻涕，最快的調治方法是什麼？

在玉枕關周圍進行放鬆，用輕微手法摩擦至整個玉枕關發熱最好。然後再配合服用薑糖水，把一塊 10 克左右的生薑切成末、加適量紅糖、加水熬開三分鐘。趁熱喝，最好把薑也給吃了，喝完薑糖水蓋上被子微微發汗後身體就暖了，脖子也不緊、不難受了。

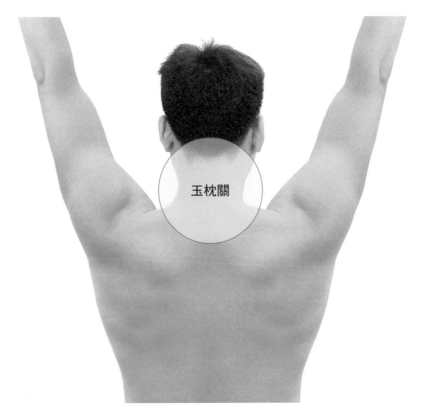

用輕微手法摩擦至整個玉枕關發熱最好

風熱感冒，在大椎上下、風門兩邊刮痧

風熱感冒，俗稱熱傷風。風熱感冒時，鼻涕黃而黏稠、伴有咽喉疼痛，而且基本上不怕冷，甚至總想吃點冰的。如何治療呢？刮痧是效果最快、最顯著的方法之一。

用刮痧板，如果家裡沒有刮痧板也可以從廚房找一根湯匙，沾點植物油，在整個玉枕關處的大椎上下、風門兩邊的區域刮痧。

徒手祛感冒

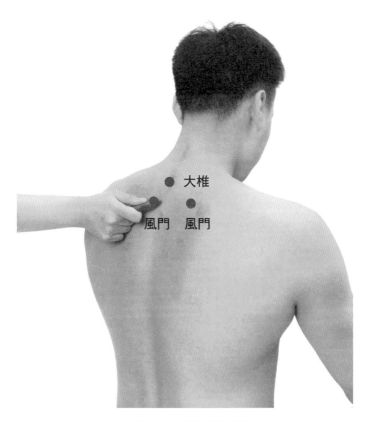

大椎上下、風門兩邊刮痧

　　操作手法是自上而下按照同一方向刮拭，不能往回帶，通常刮拭三到五下就出痧了。超過七次還沒出痧就不能再刮痧了，說明有可能不是單純的風熱感冒。

暑濕感冒，服用藿香正氣丸或膠囊，點按承山穴

暑濕感冒的症狀是怎麼樣呢？鼻涕變黃、身體跟灌了鉛一樣非常沉重、頭髮悶好像裹著一條濕毛巾、大便溏稀不成形、身體一陣冷一陣熱、喉嚨有時候痛有時候不痛。

暑濕感冒一般好發於夏天，最簡單的治療方法之一就是服用藿香正氣丸或膠囊，可以清熱除濕。另外，在小腿外側腿肚的位置有一個穴位，叫承山穴，用點力按它，祛濕效果非常好。這是我的親身體會。

1991 年夏天，我在學校上課的時候突然覺得身體很重、噁心、昏昏欲睡，同學見我狀態不對，問我怎麼了。我說：「渾身沒力，腦袋沉，噁心，不舒服。」

他說：「站起來，我幫你看看。」說完就在我的小腿肚上找到承山穴按了下去，他體重比我瘦很多，但一下手就痛得我受不了。按完之後，我一摸腦門冒汗了，再坐下來也不睏了，不噁心、不難受了，可以聊天了。就那一次，我記住了這個穴位。

承山

如果你經常全身無勁，四肢酸懶乏力，怎麼辦呢？就按揉承山穴，按揉完馬上會感覺身輕如燕。換句話說，手法是人的能量傳導，你的能量場氣場夠了，病邪一下就被滅掉了。

徒手祛感冒

徒手祛頸椎病

經過多年臨床經驗，我發現所謂的頸椎病，在很大程度上不是頸椎的問題，更多的是項部出了問題，項部也就是我們俗稱的後頸處。

玉枕關就在這個位置，這裡很容易招惹外界風寒，所以在巴掌大的區域裡有三個與風有關的穴位，風府穴、風池穴和風門穴。長時間伏案工作，過度疲勞等不良習慣，使得外界的風、寒、濕邪乘虛而入，以致項部緊繃產生了很多頸椎病的臨床症狀。

當項部玉枕關感受到風寒以後，大部分患者的兩個肩部都會出現緊張僵硬的觸感，甚至捏起來好像是在捏汽車輪胎似的僵硬。這時就需要我們用手法來緩解，一旦緊繃的部位得到鬆解，一些因為頸椎病帶來的頭暈、噁心、難受的不適感就會慢慢地消失。

有人問我，在沒有受到明顯外力損傷的情況下，為什麼人的頸椎有時候會突出、膨出呢？

人體結構是非常有意思的，一根椎體、兩個胳膊、兩條腿、兩個耳朵、

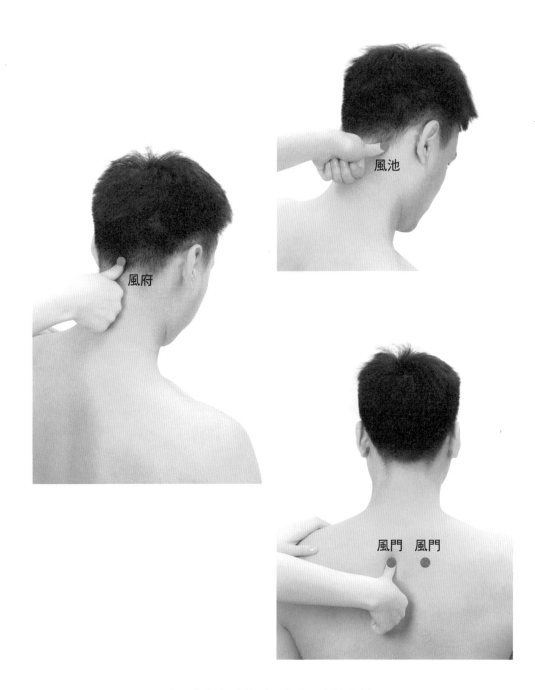

在巴掌大的區域裡有三個與風有關的穴位

徒手祛頸椎病

兩個眼睛，而這兩兩相對的器官都牽扯到平衡、對稱。如果某人一側眉毛高、一側眉毛低，肯定是頸椎出了問題；一邊嘴角高、一邊嘴角低，嘴是歪的、斜的，肯定是腰椎的問題，因為不對稱。

中醫學認為「寒主拘急、收引」。當一側的肩背受寒，局部肌肉就會發生緊繃、板結的情況，同時會把另一側與其對稱的那部分肌肉給拽緊，因為兩邊的張力是不平衡的。當兩邊肌肉張力不一樣的時候，拽過來了，人就歪了。如果風寒長期聚在這裡，慢慢就會把肌肉都拽過去，導致你的整個椎體發生偏歪。

所以在治療頸椎、腰椎的時候，一定要講「左右對應」原則。比如當你發現左肩硬了，要先把右肩鬆一下，讓它的彈性恢復，然後肌肉就會一點一點移過來。肌肉鬆弛以後，它往往會自動復位，或者透過某一個姿勢進行自我歸位，這些都是很簡單的方法。

一般來說，頸椎、肩周病剛開始只是一個點或者一個區域的問題，但發展下去，會帶來髖、腰的問題，進而引起走路姿勢發生改變。

當外在姿勢發生改變，五臟六腑的懸掛系統、正常的生理解剖位置都會發生改變，慢慢地，心悸、心慌、氣短、疲勞、乏力、神經衰弱等症狀，全出來了。

用手法治療疾病的第一步就是先進行鬆肩。

為什麼要鬆肩？因為肩頸部是整個人體毒素聚集的主要地方。肩頸部兩

邊有大量的淋巴，可以幫助有效地排毒。而運用點按、撥揉、推拿、抓提的手法把肩打開以後，就能夠形成上下氣血的流通。

在日常生活中，一些不確定因素隨時影響著我們，以致造成身體無意識地緊張，肩總是聳起來。當出現這種情況的時候，我們第一時間要先把肩鬆開，然後再用手法一點點地慢慢調整。

頸椎治療起來不複雜，但有很多手法的禁忌。比如先天性出娘胎就歪脖子的人；遇到突發事件，如車禍的人；長期吃激素，骨質疏鬆特別嚴重的人。這三類人，都不便使用手法進行調治。

簡單來說，調治頸椎病可以運抓拿的手法鬆肩。只要把肩頸部的揉抓拿開，會起到很好的效果。

用點按、撥揉、緊繃、板結給按

但是，如果年齡大了，手法的力量跟不上了，我們再向大家介紹一種輔助措施，也可以「搟」走頸椎病。怎麼「搟」呢？

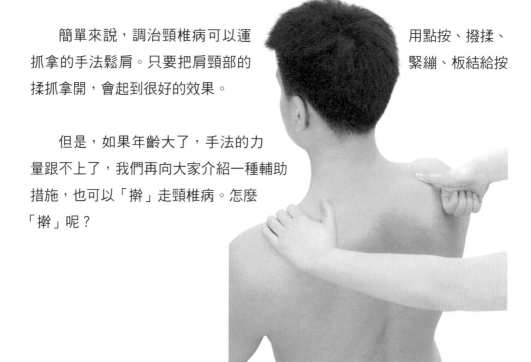

點按肩頸部

徒手祛頸椎病

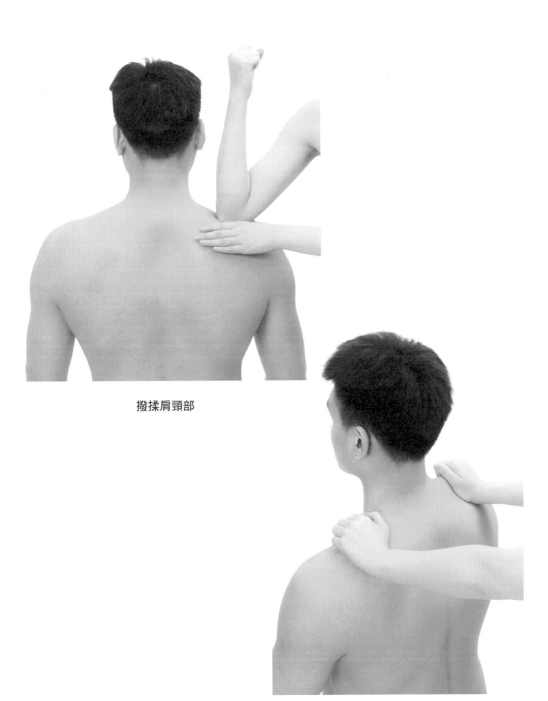

撥揉肩頸部

抓提肩頸部

「擀」走頸椎病法

把擀麵棍放在火上烤熱，注意不要烤得太燙。現在也可以用微波爐加熱，簡單方便。在肩部墊上薄一點的毛巾或者按摩巾，將烤熱的擀麵棍在肩頸處來回擀壓，就像平時做飯擀餃子皮一樣，一次擀兩三分鐘就可以，等擀麵棍涼了再烤熱繼續擀壓，一個部位擀壓三到五次都可以，總之以擀到舒服為止。

有些朋友沒有擀麵棍怎麼辦呢？其實，不一定非得用擀麵棍，可以用空酒瓶裝上熱水，在肩上來回擀壓，切記不要太燙。擀完以後，頸肩部位會很輕鬆、很舒服。隨著擀壓次數增多，緊繃的肩頸部慢慢地就會變得鬆軟下來，因頸椎病引起的不適感也就得到緩解了。

擀完了肩頸部，還可以沿著後背擀到腰部，再擀到小腿，直至腳後跟的位置。切記，擀到膝關節窩時不能用力。

如此擀壓，不僅對頸椎病有很好的治療作用，對於背部疼痛和腰椎不適也有很好的緩解作用。

擀揉肩頸部

按委中穴，
可有效調理慢性腰痛

　　腰痛是很常見的疾病，過去常說「五口之家必有一腰痛」。我在臨床上發現，透過手法調整，適當地加點中藥，就可以有效緩解腰痛。

　　受寒是引起腰痛最常見的誘因之一，身體受寒大部分都是夏天招惹的，常見的是睡一覺起來以後發現腰痛、動不了。

　　千萬記住，夏天越熱的時候，越要警惕空調等寒涼的傷害。

　　傳統中醫認為，人在感受外在寒邪以後，會產生保護性反應，當寒邪在體內積聚過久無法排出時，會形成一些有形的瘀滯或結節。這些病理性的反應如果不及時消除，就會隨著時間的延長出現瘀久化熱，引出慢性的無菌性炎症。

　　這種無菌性炎症與中醫學「外感六淫」中的濕邪很相像，黏膩重濁、遷延不癒、時好時壞，即便做手術，效果也不是很樂觀。但這恰好是手法的使

用階段，在夾脊關和尾閭關這些區域一定會找到寒濕潛藏的地方。如在大腿內側、薦椎區及臀部八髎等部位，會觸摸到一些細小的結節或條狀的筋結，用手法將這些結節散開，疼痛會馬上緩解。

中醫針灸穴位歌訣有一句治療腰疼的話叫「腰背委中求」，意思是凡是腰背不適都可以用委中穴來治療。這個穴位確實對很多腰背疼痛有很好的緩解作用。

關於按揉委中穴，我總結了一個臨床經驗：拿兩個方靠墊，把兩隻腳墊起來，讓膝蓋部位有一個彎度，而不是直接靠在床上，這樣可以保護好膝蓋骨，避免產生疼痛感，按揉委中穴會舒服一些。

輕輕地點按委中穴一百次，點按的時候最好推揉一下。

另外，還可以在胸部和大腿下面各墊一個枕頭，讓肚皮離開床一公分左右，腰部呈一個弧度。

這個姿勢與做「燕飛」的姿勢是一樣的，我給它取了一個名字叫中國式牽引。每天堅持練習四十分鐘，不僅不會得頸椎病，而且可以強腰壯腎。

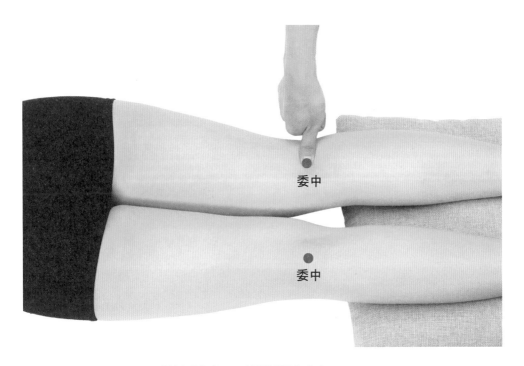

按揉委中穴，可以緩解腰背疼痛

骨質增生，廚房裡的
一碗藥就可以調治

身上長骨刺或者患有骨質增生是好事

我經常告訴大家，如果身上長骨刺或者患有骨質增生一定是好事。有患者朋友就問我：「得了骨質增生非常痛苦，怎麼還是好事呢？」

為什麼說是好事？因為這說明你的體質還沒衰老到嚴重的程度。臨床上，也很少聽到八九十歲以上的老人身上長骨刺。為什麼？因為他們的腎氣已經不足以分泌這種物質了。

一般來說，骨折以後骨頭會自動分泌一種液體，被稱為「人體的膠水」，經過修復形成骨痂。當骨痂生成以後，用以前導致骨折的力度碰撞骨痂結成的位置，通常不會再斷。為什麼老年人最怕骨折？因為正氣不足，分泌不了骨痂了。

大家一定要記住，骨質增生不是疾病，也不是造成疼痛的主要原因。

廚房裡的一碗藥，外敷就可以調治骨質增生

我母親七十歲的時候到醫院體檢，一照 X 光片發現膝關節骨質增生很嚴重，醫院說得治療。我母親說沒那麼嚴重，她這樣已經很多年了。實際上 X 光片顯示出來很大，但真正解剖沒有那麼大，增生骨質恰好把她的膝關節保護起來了。

我剛剛學醫的時候，母親腿痛，想到醫院去照個片子，自己騎著三輪車就去了。到那裡一檢查，醫生說長了一個大骨刺，如果不手術將來會癱瘓。我母親平時膽子挺大，那次卻被嚇到了，好不容易才走出了醫院大門，車騎到半路卻騎不了了，打電話請我們接她回來。平時她在家裡腿稍微有點疼痛，都沒有引起我們多大的注意。這次，一群學醫的朋友聚在一起，一人出一個招，這個說這麼治療，那個說那麼治療。到最後，年齡最小的學長把我拉出去，問了廚房在哪裡。進廚房十分鐘後便端出一碗藥，往母親腿上一抹、貼上紗布，說二十四小時後皮膚要是發癢就拿掉，不癢就敷四十八小時。就那麼一次，我母親直到去世都沒有再喊過腿疼。

所以為什麼體檢時查出骨質增生很嚴重，而她卻不怕呢？因為她知道一碗外敷的藥就能解決了。

這個藥是一個民間偏方：鹽炒熱了以後，倒酒、倒醋，然後加麵粉打成糊外敷就可以了。

後來我們在這個基礎上加了一些活血化瘀的中藥，三七粉和骨碎補。三七粉是 10 克，骨碎補也是 10 克，打成細粉，加適量麵粉，然後用一些辣

油和香油熬成軟膏，把鹽、麵粉、醋兌在一起加這些藥粉敷上去，不至於很快脫落。

　　這一碗藥的成本多少錢？很便宜，而且在廚房就能完成了。主要的原理就是幫她消炎、祛寒、祛濕。

讓孩子不發燒

孩子發燒分生理性發燒和病理性發燒

孩子發燒是生活中常見的症狀。發燒實際上分兩種情況，一種是生理性發燒，一種是病理性發燒。現在如果小孩發燒到醫院，沒有生理性發燒這麼一說，只要發燒就是有病。

但中醫認為，孩子從出生三十六天、六十四天，到三個月、一百天，再到兩百天、五百天，都有不同的「變蒸」。什麼叫變蒸呢？就是小孩在生長發育過程中，身體的各項機能，包括骨骼的成長，都需要溫度來促進生長發育。

我認為，這種正常的發燒是生理性的，不應作為病理性發燒治療。有些人可能會問，小孩發燒怎麼知道是生理性的還是病理性的呢？

可以看一下孩子耳後、口腔裡面有沒有白色的小點，如果有，他也很有精神、不耽誤吃喝、大便不乾，就給他多喝水，讓他好好休息。這是正常的生理性發燒，往往發燒後孩子會有身體長高的情況，所以沒有必要引起恐慌。

什麼情況下孩子發燒要馬上送醫院

孩子發燒到什麼程度要去醫院呢？如果發燒到 37 度多一點，孩子開始嘴唇發紫、昏睡，一摸身上很燙，這是一種病理性發燒。尤其是長期喝牛奶、大便乾燥，甚至脾氣比較倔的孩子，發燒時沒有精神、不吃不喝，趕緊往醫院送，一分鐘都別耽誤。

孩子只是常規發燒，可用溫水按摩經絡退燒

如果孩子只是常規發燒，吃喝拉撒正常，發燒到一定程度有點精神不振，用什麼方法呢？用溫水擦孩子的腋窩、大腿根部、前胸、後背、肘窩、腳心，且一定是在密閉的房間內做。不要用冰水、不要用酒精，一定用溫水，主要就是把毛孔打開，把熱散掉。

有一次，我家孩子半夜十二點發燒，弄得我太太非常緊張，從來沒見過孩子發那麼高的燒，而且打哆嗦、噁心。

怎麼辦呢？噁心好辦。把她抱到馬桶上，在她的肋下章門穴一點，稍微一摳，就全吐出來了。吐出來以後漱漱口、喝點白開水，一量體溫 38 度多，還是發燒。趕快進廚房，把香菜的根、葉拔掉，用香菜莖在孩子身上上下搓，香菜的汁是發散風寒的。搓完了，喝點水，從 38 度慢慢往下降，到凌晨四、五點一量體溫，36 度 7。到了早上，馬上去藥店抓了十帖金銀花，吃了一帖燒就退了。

讓孩子不發燒

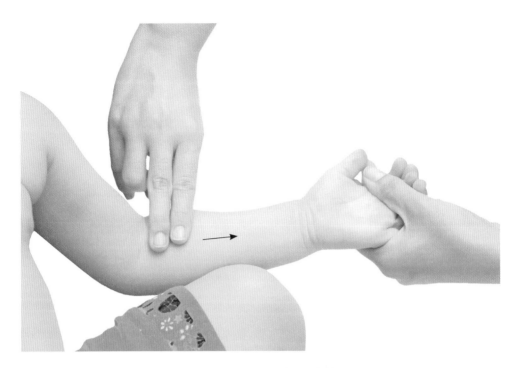

推天河水，有很好的清熱退熱效果

其實，只要孩子發燒不嚴重，除了用溫水擦拭孩子腋窩、大腿根部、前胸、後背、肘窩、腳心，還可以沾點涼水，從手肘內側一直向下推（推天河水），也有很好的清熱退熱效果。

孩子發燒一定要密切觀察，分清到底是生理性發燒還是病理性發燒。

對孩子來說，可以經常幫他捏脊養生，從尾骨一直捏到大椎，整個後背膀胱經，一點點從下往上捏，不僅可以預防疾病，還能夠促進孩子生長發育。

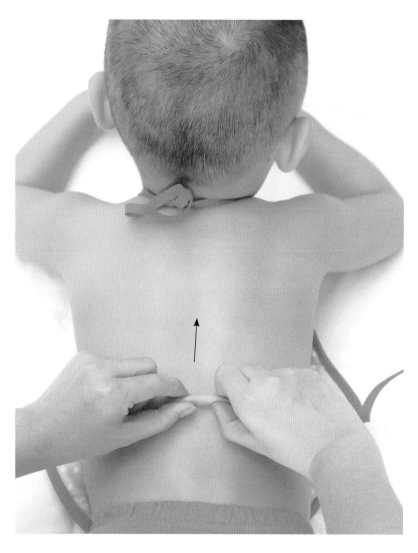

捏脊，不僅可以預防疾病，還能促進生長發育

　　　　　　　　　　　　　　　　　　　　　　　讓孩子不發燒

常年戴眼鏡，
要喝龍眼枸杞明目茶

中醫認為，春季與肝相對應，肝開竅於目。所以春天肝氣生發的時候，往往很多人會感覺到眼睛花、乾澀、視物不清，甚至伴隨視力下降，但過一段時間沒管它，就感覺好一點了。

前段時間，有幾個朋友找我談事情，我們從診間出來，看見馬路對面差不多七、八公尺遠的地方有一個廣告牌，上面的字我一句一句地唸了出來，當時把這幾個朋友都驚呆了。其中一人對我說：「你的視力怎麼這麼好？隔這麼遠都能看清楚，我戴著眼鏡都覺得模糊。有沒有什麼妙招啊？」

中午吃飯的時候，我就把方法講給他們聽。其實，保護視力的方法千百種，一般都是食療配合按摩的手法。我們上小學的時候，學校流行做護眼健康操，這是保護視力最好的方法之一。

這些年，我經常參加學術上的交流活動，跟一些專家學者共同探討關於醫療方面的話題。尤其我去年到德國，問他們用什麼方法保護視力，他們說

就是按照常規方法，有病看病，還有一些要用到特定工具的訓練方法來恢復視力，但沒有日常的預防方法。

我問他們有沒有護眼健康操，他們聽了以後互相對視，說沒聽說過。這個時候我就很得意，說我們中國人從小就做護眼操，大家可以看我的視力。當時在場的六、七個人中，有兩個沒戴眼鏡，其中一個就是我，還有一個比我年紀還小。

其實，只要經常做護眼操，就能有效的刺激和運行眼部氣血。

另外，推薦一個很簡單的民間小偏方，我自己試用了一段時間，效果確實不錯。

龍眼枸杞明目茶

做法：用兩顆龍眼，新鮮的也行，乾燥的也行，把外面的皮去掉，然後加上 4 顆枸杞泡水，上午泡一次，下午泡一次。

為什麼向大家推薦這個小偏方呢？中醫講「取類比象」，我們把龍眼的硬殼剝開，外面一層白的很像我們的眼白，裡面黑的果核很像我們的眼珠。龍眼本身味甜，入心又入脾，能很好地把肝火收斂住。

長期喝龍眼肉、枸杞泡的水，對於防止視力下降，尤其是調理眼花有很好的效果。需要注意的是，如果血糖高，不適合喝甜的，可以在龍眼枸杞明目茶裡稍加一點菊花，來清熱、滋補肝腎，也能起到保護視力的作用。

徒手明眼法

在我們小腿外側有一個穴位叫光明穴（小腿外側，外踝尖上約 16 公分處，腓骨前緣），顧名思義，光明穴就是給我們帶來光明的意思。當你感覺到眼睛疲勞、視物模糊不清時，可以把眼睛閉上，點揉一下光明穴，以酸、脹為得氣的有效標準。持續一段時間，當酸、脹感消失，你的視力就會有很大進步。

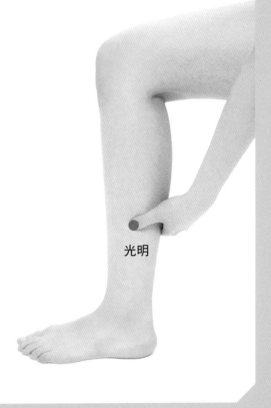

光明

中藥版阿斯匹靈：
三七、西洋參、石斛

　　眾所周知，在中醫的認知範圍內，阿斯匹靈主要用於抗風濕、鎮痛，效果非常好。後來透過對藥理學的不斷研究，發現它對於治療血栓類的疾病，也有很好的抗凝血作用，主要可以有效緩解血小板凝集。

　　當然，也有很多人在服用阿斯匹靈一段時間之後，產生了副作用，甚至發生出血的情況。從西藥藥理上來講，阿斯匹靈是有效地殺死血小板的凝集作用，所以它與具有活血、抗凝血、止血作用的中藥藥理不盡相同。

　　胃出血、牙齦出血的人不適於使用阿斯匹靈。現在臨床上關於阿斯匹靈的使用，往往都是有經驗的醫生推薦給必須服用阿斯匹靈的患者，同時在進食過程中，要盡量減少對胃腸道的刺激。

　　有些人體質比較好，阿斯匹靈的副作用可能不明顯，但慢性的腎損害、肝損害是避免不了的。我經常遇到服用阿斯匹靈以後產生很嚴重副作用的患者，他們很擔憂不吃阿斯匹靈會導致體內瘀血凝集，加快血栓的形成。

其實從中醫角度來講，大可不必驚慌失措，像丹參、三七，都有很好的活血化瘀作用。在這裡我向大家推薦一劑中藥版阿斯匹靈：三七粉。三七粉有很好的生血、活血和止血功效，這是現代藥理學上很多人工合成藥物所無法比擬的。有不少患者回饋，每天吃 5-10 克的三七粉就能活血化瘀、溶栓通絡。

吃三七粉有一個小訣竅，叫作「三天補魚，兩天曬網」，也就是吃三天休息兩天，或者吃兩天休息三天，再配合適量的運動，這樣才能夠阻止血小板凝集，防止血栓形成。

也有些人在服用三七粉一段時間以後，產生咽乾、口燥、上火，甚至口舌生瘡的情況。對此，我在臨床上進行了調整，下面向大家提供一個比較合理的處方。

中藥版阿斯匹靈配方

三七粉 500 克，西洋參 250 克，石斛 250 克。

西洋參和石斛具有很好的益氣養陰功效，合在一起，減緩了三七粉的燥熱之感。大家可以在臨床上使用一段時間，尤其對西藥阿斯匹靈過敏的人也有很好的效果。

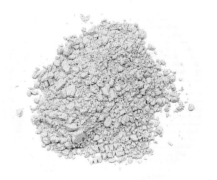

三七粉

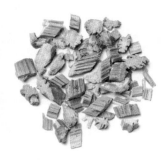

石斛

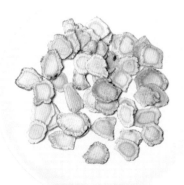

西洋參

調理痛經的絕招：
按揉十七椎下的痛點

從中醫角度來講，很多婦科疾病都與寒涼、瘀滯有關係。

女子先天以肝為本，肝又主疏洩條達，但現代女性在生活和工作各方面壓力都很大，所以往往會有肝鬱、氣滯的狀況。

教大家一個解決痛經的手法，這個手法來源於針刺法，有些人怕針刺就可以用手法來治療，效果也很好。

有一次在門診，恰好一位女患者就醫時正好痛經，小腹疼痛難忍。我說要幫她用針，她害怕不敢用，她問我還有什麼別的辦法嗎？我就按照傳統中醫針灸理論，在她的十七椎下找到一個痛點，然後用手法在這個地方進行點按抓拿，再揉一揉，大概用了兩三分鐘的時間，她的痛經馬上就緩解了，效果非常好。

怎麼去找十七椎呢？大家按照骨骼標記，在髖骨上緣，第五腰椎棘突下

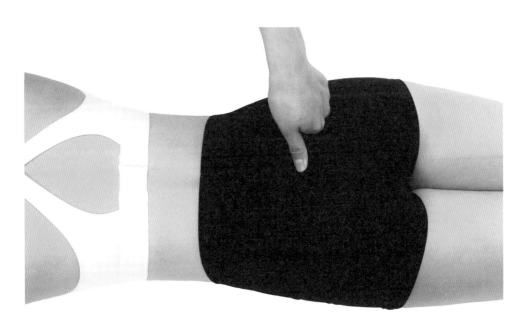

按揉十七椎下痛點，能有效緩解痛經

凹陷處就是十七椎。我們可以讓家人或朋友幫忙抓一抓、揉一揉，透過點按、撥揉的手法，在短時間內就能有效緩解痛經。

請注意，在找到這個痛點以後，切忌用太大力量去點按，否則容易引起棘突發炎，就得不償失了。

另外，在月經前後有痛經的女性，要避免寒涼和過度勞累，因為這些是氣血瘀滯的主要誘因。**還可以配合吃一些中成藥，比如艾附暖宮丸，溫通胞宮，簡單有效。**

慢性疲勞，
練習「坐井觀天」法就好

關於慢性疲勞，久坐辦公室的朋友都深有體會，上了一天班，下班以後頭昏腦漲，嚴重者甚至會噁心、嘔吐。久而久之，吃不消後到醫院檢查，診斷出有頸椎病或者腰椎病等。

這些症狀在我個人看來，都屬於無意識緊張。

無意識緊張是一種什麼狀態呢？在工作和學習中，我們不知不覺地就會把自己的兩肩聳起來。從微表情上分析，聳肩實際上代表這個人已經處於緊張狀態了。

如果不研究這些現象和行為，就沒法破解這種內在壓力的來源，所以我們觀察一個人是否有壓力，首先要看他的肩部是否緊張。

我在門診時會有意觀察患者，如果他坐下來以後兩個肩是聳著的，我會讓他深吸一口氣，然後再呼一口氣，同時鬆肩，這樣他會感覺到舒服。無意

識緊張會影響身體健康。

　　如果我們總是在一種緊張狀態中不自覺地把肩聳起來，但卻不知道自己已經處在緊張狀態了，這才是最可怕的。

　　現在我們經常長時間地捧著手機看，不僅造成視覺疲勞，而且頭總是低著，會導致頸項部兩側肌肉持續緊張，引起腰酸背痛。

　　對此，我們可以根據反重力原則進行對抗訓練，緩解這種疲勞。向大家推薦一個常見動作，來治療手機族、電腦族的亞健康疾病，而且這個動作還能讓人保持心平氣和。

「坐井觀天」法

如果坐在辦公桌前用電腦的時間長了，或者用手機太久，感覺到疲勞的時候，可以把身體向後，胸和背盡量打開，下巴向上抬，兩眼與天花板平行對視，脖子盡量向後彎曲，同時兩隻手交叉在一起，向後托著自己的頭。持續三到五分鐘，這是一個回合，可以反覆做三到五次。

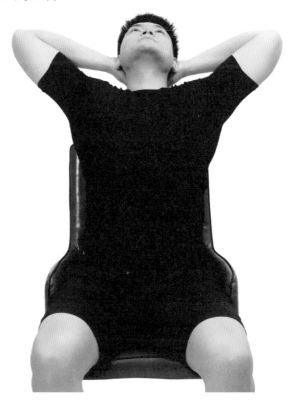

「坐井觀天」法

慢性疲勞，練習「坐井觀天」法就好

頭頂是人體最高的地方，當我們頭向後、向上做觀天這個動作的時候，能調動任督二脈的氣機。這個時候要無憂無慮，不要想龐雜的事情，要用心去看天。

為什麼要用「坐井觀天」法來治療亞健康疾病呢？就是要在心理層面上讓大家把精神收攝回來，把心神收攝到內心，然後做事情才能專一。就好像我們坐在井底，一抬頭就看見那一片藍天，看見它就夠了，守一、觀一、專一。

總之，只要我們按照這個理念多做觀天的動作，久而久之就會有效緩解亞健康帶來的疲勞和不適感。

女性以養血為主，
要多揉血海穴、膈俞穴

　　女性以養血為主，男性以補氣為主，叫補氣養血。所以，中醫總結出來一句很簡單的話：「女人養顏補氣血，男人氣足能掙錢。」

　　其實就是說血足了氣一定是足的，氣足的情況下血一定也是足的，實際上就是男女先天的差異。

　　女性要想在養生保健中提升生命品質，包括夫妻生活性能量的提升，就要以養血為主。養血的穴位就是我們膝關節內側上的血海穴，血海就是血聚集在這裡的意思，因為女性衰老其實都是從腿開始的，所以要經常刺激血海穴。

血海

血海穴

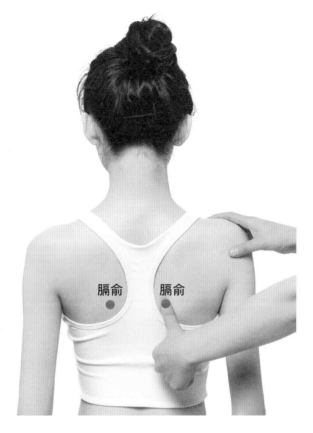

撥膈俞穴

　　以血海穴為中心點，先把它的四周打開，比如用大拇指對準血海穴的正中央，然後用指尖的外緣繞一圈，就這麼上下左右點揉，然後慢慢從外向裡繞圈。一開始的圈可能會大一點，然後越轉越小，直到找到血海穴。然後在點的周圍逐漸加深力道，把它的通道打開，這個穴位才能真正在養血上起作用。

　　與肩胛骨平行的第七胸椎兩邊各有一個穴位，叫膈俞穴。很多人生了重病或血瘀，在膈俞周圍有一些條狀的結節，可以用手法把它慢慢撥開。調整完以後，人就會神清氣爽。

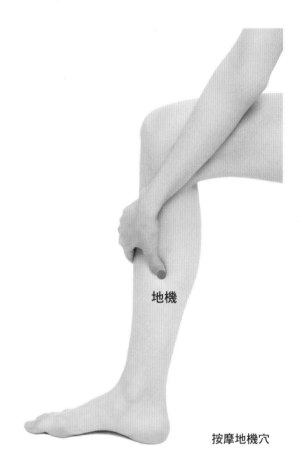

地機

按摩地機穴

實際上，穴位的反應很多時候是在告訴你這條經絡有障礙了，通道受阻了。比如糖尿病人在地機穴會有一個大硬塊，如果硬塊解決不掉，整個小腿內側會硬成雞蛋大小。大部分糖尿病患者的這個部位都是有硬結的，因為硬結而不通，會導致整個脾經的供氧跟不上，能量不能順利轉化，到最後形成糖尿病足。

很多人都不注意糖尿病，到最後被截肢。如果你天天按摩地機穴，讓氣血得到供養，很大程度上就能有效避免糖尿病足的發生。

婦科病跟穿襪子有
很大關係

　　現在很多人穿襪子正好勒在三陰交這個位置，長期下來可能會導致男性尿頻、尿急、尿損傷、前列腺肥大，甚至陽痿、早洩，女性月經不調等問題。

　　作為一個醫生，一定要從整體分析為什麼現在的人咽喉炎多、婦科病多、乳腺病多，其實跟穿的鞋、襪有很大關係。

　　比如長期穿高跟鞋，完全靠前腳掌的大姆趾跟第二趾之間著地，形成三角支撐。實際上，這個位置在整個足部的反射區裡，對應的是人的咽喉。如果這裡出了問題，這個人說話的聲音不會好。當然也不能說百分之百就是穿鞋造成的，最起碼女生穿鞋長期刺激那個位置，是會有影響的。

三陰交

月經提前、錯後怎麼辦

　　月經提前怎麼調理？你可以用艾條在隱白穴上艾灸，或用手指輕輕地推一推、擦一擦，可以有效減少月經的出血量。

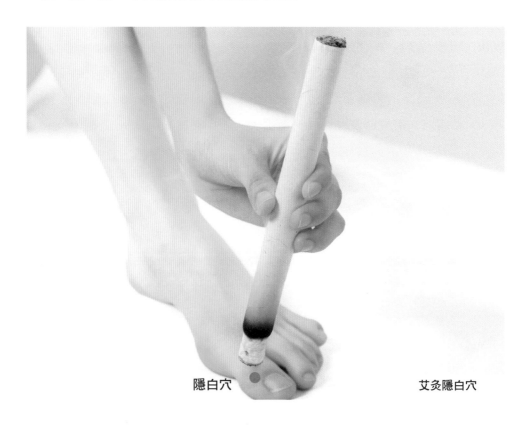

隱白穴　　　　　　　　　　　　　　　　艾灸隱白穴

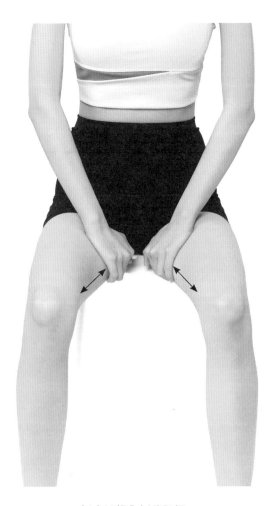

抓大腿根內側的肝經

如果月經來得比較少或者錯後，治療其實很簡單，就在肝經上沿著大腿根部內側用手抓一抓、推壓一下，月經很快就來了。

有些患者到最後說：「我寧願挨一刀都不挨你這一抓。」因為開刀會打麻藥，感覺不到痛，而我這一把抓得讓人臉上冒汗，雖然很痛，但效果是真好。

其實我這些年研究手法，發現最大的作用就是能有內服藥那種類似活血化瘀的功效。你想活血化瘀，一定要把皮下沾黏的組織鬆開，如果這個地方不抓開，下一步就是心臟的問題，因為經絡不通。

經絡最核心的八個字是「內聯臟腑，外絡肢節」，外絡都出來了，這就是告訴你這裡有「賊」，我幫你抓。如果你站在「賊」這邊，我哪贏得了？所以，你就得豁出去一定得抓開。

陰囊潮濕，點揉承山穴

　　濕熱下注，其實男女都存在這個問題。比如陰囊潮濕，溫度可能升高，現在很多不孕的症狀，都跟濕熱有關係，把濕熱清掉就好了。

　　清濕熱最簡單的方法之一是點揉承山穴，每次一百下，承山穴是祛濕的大穴。

承山

　　還要天天大量喝薏仁水，一天 250 克，再多一點也沒問題。

　　中國中醫藥專家何任老先生使用薏仁更是出神入化，他治療惡性腫瘤就讓病人在家喝薏仁水，一天喝 500 克，清熱祛濕的效果確實不錯。

　　現在，西方醫學反過來從薏仁裡提取抗癌物，到最後賣給東方的患者，那一針非常昂貴。如果有明確的濕熱診斷，就用薏仁，配點紅豆、仙鶴草、薄荷都可以，實在不行就找專業的醫

點揉承山穴

生，開點非處方藥物，比如藿香正氣膠囊，可以解決舌苔厚膩，甚至噁心吃不下飯。如果舌頭呈豬肝色，天天口乾，甚至說話還搖頭，這是傷了肝陰、胃陰，可以用生地 30 克、麥冬 20 克、當歸 15 克、苦楝子 10 克、沙參 20 克滋陰。

如果一摸脈很沉，一看舌苔又胖又厚，兩邊還有齒痕，舌苔白白的一層，甚至流口水能流半個枕頭，這就是腎陽不足了。可以用點溫熱的藥物，比如桂枝、附子。還可進行穴位治療，最簡單的方法之一就是擦八髎，站立姿，腳跟墊起來，把兩隻手握成虛拳，頂著腰，二十秒腰部立刻輕鬆。

養成一個習慣，倒叉著腰把大拇指放在髖骨上緣掐住，頂著它，然後手正好把腰捂住，就這麼捂住它，沒事的時候摩擦一下，別讓腎著涼。

主管們巡視時為什麼倒叉著腰？因為叉腰的時候其實挺壯人氣勢，叉腰直接把腎氣鼓動起來了。

陰囊潮濕，點揉承山穴

女性乳腺問題怎麼調？
揉公孫穴、然谷穴

　　女性乳腺問題怎麼調？在卦象中，乳腺屬於艮卦，根在胃中，所以整個乳房的問題其實是胃氣不降。

　　乳頭有溢液，也不在哺乳期，非經期洗澡突然有分泌物，有時是黃色的，有時是白色的，有時還有腥臭味。西醫對此特別警惕，因為西醫認為可能是裡面已經爛了，有癌前的病變。

　　乳頭、乳暈出問題，都是肝經上的問題。整個乳房的充盈、萎縮、硬結，都跟胃有關係，胃氣足的女孩子一般胸都豐滿。

　　沒事揉一揉公孫穴，就能多吃兩碗飯。再往上一點就是然谷穴，找到後揉一百下。然谷穴能快速讓你的胃腸蠕動增加，如果今天吃撐了，一揉這兒一下子又會餓了，吃不撐的。

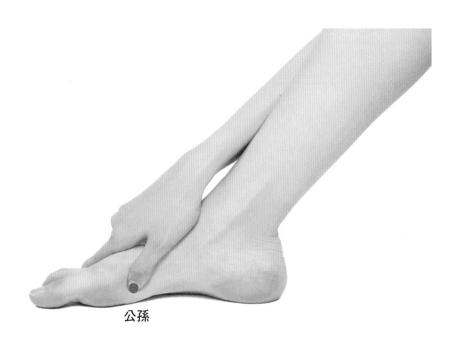

公孫

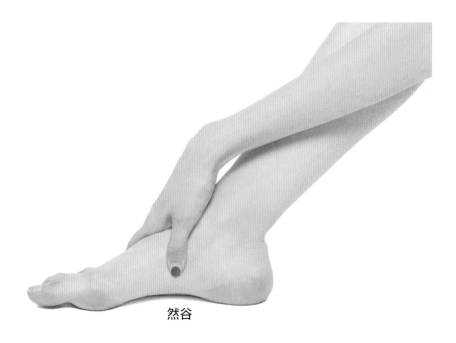

然谷

　　　　　　　　　　　　　　　女性乳腺問題怎麼調？揉公孫穴、然谷穴

高血壓怎麼防治

高血壓在現代醫學上主要分兩大類，一類叫原發性高血壓，一類叫續發性高血壓。

先說續發性高血壓。什麼叫續發性高血壓？比如因為懷孕負壓過重，妊娠懷孕期間對臟器的擠壓導致血壓升高，這就是續發性高血壓。再比如腎功能弱了，腎衰了，引起的叫腎血管性高血壓。知道是什麼原因引起的高血壓，這叫續發性高血壓。

續發性高血壓在臨床上相對來講不難治療，難治療的是原發性高血壓。什麼叫原發性？就是到了一定年紀自然就出現了。

其實，現代醫學只要病名出現「原發性」三個字，這時不要看西醫，去看中醫。只要加上「原發性」，一定是發病原因不明，不知道是什麼原因引起的。可是中醫必須找到原因，因為找不到原因是沒辦法下藥的。西醫我不排斥，也不反對，甚至很多病我還會推薦給西醫治療。中醫有自己獨特的思維，有自己的強項，絕對不允許中醫診斷為原發性高血壓，必須找出原因，是陰虛造成的血壓升高，陽虛造成的血壓升高，外感風寒感冒造成的血壓升

高，還是濕邪過重造成的血壓升高，一定要給病人一個交代。

如果把病因分析清楚，不會存在無證可辨。治療原發性高血壓，一定要找到根源，這是中醫老祖宗幾千年傳承下來非常嚴謹的治學態度。一旦分清了中醫的辨證論治，在方法使用上，就知道其實治療高血壓跟治療感冒沒有區別，都是一個東西。

我多年前在北京衛視的《養生堂》講了一節關於高血壓的課，其中講了一個肺型的，當時我分析人體的血壓為什麼升高，是受到一個現象的啟發：那時冬天，家裡的暖氣有時不熱，我自己也找不到原因，只能找師傅來修理。但結果其實非常簡單，戴著手套或拿鉗子把暖氣上的排氣閥一轉，氣就出來了，然後鎖上、再摸暖氣片，可能幾秒鐘熱氣就過來了。

血壓升高的時候，在這之前一定有一個長期的氣壓升高過程，氣是無形的，血壓在高的時候氣壓一定是高的。氣壓高了以後，就要想盡一切辦法把氣降下來或放出去。

我讓你放屁、打嗝，這都是排氣。還有第三個方法，前提是你知道氣壓高的理論，然後就在全身去找。身上哪個臟器跟氣的關係最緊密？肺主氣，主呼吸，吸氣、呼氣的氣體交換、儲存都靠肺主一身之氣。

這時經絡學說就派上用場了。

經絡有「內聯臟腑，外絡肢節」的功能，人的體表跟內臟是相關的。然後就找肺經，起始穴在鎖骨下緣，有雲門穴、中府穴，鎖骨下緣這一圈特

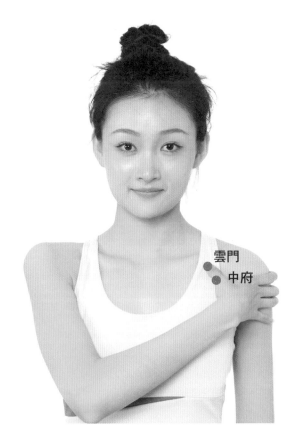

揉雲門穴、中府穴各一百下

別痛。只要痛，就必須揉開。沒事就這樣揉，揉完以後心情好，很愉悅，血壓也往下降。我在《養生堂》講完以後，當時有位觀眾就真的回去揉，揉了半個月以後到門診找我，我問：「您怎麼了？」他說：「我原來高壓是145mmHg，現在揉到了125mmHg，還要吃降血壓藥嗎？」我說：「不用吃了，您就這樣天天揉。」過了兩個月，他又來問我：「現在我已經不痛了，是不是還要天天揉？」我說：「您幾天揉一次就好。」過了半年，他的血壓完全正常了。

治療高血壓，如果病人的大便特別乾、有時還有黃痰，中府穴、雲門穴這裡壓著會痛，這時可以吃羚羊清肺丸，吃完血壓就降下來了。

如果大便溏稀、流鼻涕、打噴嚏，痰不黃，一壓中府穴、雲門穴也會痛，就是肺裡有寒了，這時用通宣理肺丸治療，揉按配合吃藥幫助理肺。

還可能因為肝火旺，人的眼珠發紅，這也是肺裡有熱。肝火過旺、睡也睡不著、說話過急，這是肝陽上亢型的，這時就按太衝穴。實際上，太衝穴是肝經的原穴，我們的觀點就是「動原穴祛病根」，因為中醫的十二原穴是有奇效的，立竿見影，用手法、針刺的效果都好。所以，肝陽上亢型的臉通紅，血壓 180mmHg、190mmHg，這時千萬記住，別盲目減藥，慢慢往下減，然後搭配點按太衝穴，再吃點疏肝理氣的藥。

平時肝火旺的人腋下兩邊的肝膽經特別容易疼，要幫他按開，慢慢地他就不生氣了。第一浮肋前端，肘尖自然下垂正對的位置就是章門穴，在這裡按一按、捏一捏都可以。

降血壓藥會帶來什麼問題？一個是利尿，另一個是對血管的擴張，通道增寬、血液過來，慢慢地血壓就降下來了，但是每天都得定時定點吃藥。

血管裡有一種東西叫血管收縮素，對人有非常好的自我保護功能，當你緊張、興奮了，都會分泌血管收縮素。實際上，血壓升高對人是一種很好的保護，要維持大腦充分的供氧、供

太衝

高血壓怎麼防治

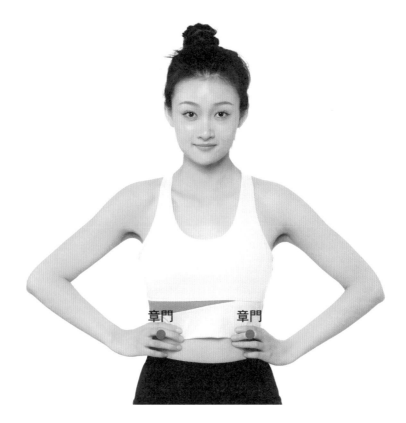

按章門穴，慢慢地人就不生氣了

血，就需要大量分泌血管收縮素，而且保持清醒。但是現代人認為血壓高是錯誤的，是病，把人本來的功能當成病來治療，越治越糟糕。本來人一緊張血壓就升高，這時吃降血壓藥控制不讓血上去，血管收縮素會預設自己分泌的不夠。所以最後降血壓藥吃起來不管用。

　　長期吃利尿的藥，對腎臟本身就有損害，最後陽痿、早洩全來了。所以，不能輕易使用西藥的降血壓藥，一定要以中藥為主，像他汀類藥物就不要吃，可以吃點絞股藍（七葉膽）。

糖尿病最好的防治方法是什麼？
打通三關，「遍山尋賊」

中醫治療糖尿病十分有前景。現在很多專家做了大量的臨床研究，發現實際上很多時候血糖可以轉化成肝糖，怎麼轉化？從大椎開始直到尾骨，把三關打通，然後把膀胱經鬆開，就用「遍山尋賊」的方法。

過去講「上消、中消、下消」，是說糖尿病人吃得多、喝得多、尿得多、體重減少，但這種糖尿病在臨床上很少，很不典型。

現在基本上都是第二型糖尿病，非胰島素依賴型的，能透過飲食慢慢調整過來。實際上現在人們對糖尿病的認知有很大的盲點，華人多以「五穀為養」，而現在不讓糖尿病人吃五穀，限制澱粉的攝入，越限制人越消瘦、越沒精神。

如果糖尿病人的身體條件還夠，肌肉沒有消掉，這時按摩是最合適的。

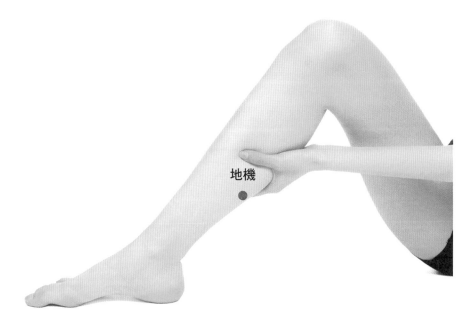

點按、撥揉地機穴

中醫對糖尿病的防治是透過捏整個脾經小腿內側的地機穴周圍，可以自己點按、撥揉，也可以讓專業的按摩師點按、撥揉，能夠把血糖降下來。

然後從大椎直到尾骨抓拿、按摩，在臀部兩邊肌肉肥厚的地方敲打，把緊繃的組織鬆開，開啟吸收能量的功用。這時才能真正把血糖降下來，這就是中醫獨到的地方。

透過手法按摩二十分鐘，血糖可以從空腹的 270mg/dL 降到 126-144mg/dL。實際上，中醫是一門偽裝成醫學的生活智慧，就是在日常生活中改變、影響人們的。

治療頸椎病千萬不要
動脖子，要往肩上找

　　大家記住，治療頸椎病的重要原則是千萬不要輕易動脖子，現代醫學治療頸椎病是有盲點的，不要動脖子，要往肩上找。

　　為什麼？過去小孩子很少有頸椎病，現在卻很普遍，為什麼？因為壓力太大。兩個肩是做什麼的？「鐵肩擔道義，妙手著文章」。肩代表人的壓力，當人緊張、有壓力的時候，這種壓力對他來講甚至會造成內心的恐懼、害怕，人就會無意識地聳肩。肩鬆開以後氣血下行，人其實是非常舒服的。

　　在《黃帝內經》的記載裡，有一部書是專門介紹按摩的，叫《黃帝岐伯・按摩十卷》。按摩比中醫的理論還要早，這是很本能的，比如人們不小心撞了一下，一吹一捂，俗話會說「呼呼」。我們整個皮膚表層受到外界的撞擊後，局部的血管是斷裂的，瞬間就腫脹了，一腫脹就會開始發炎。我們吹的時候是涼氣，有類似冰敷的作用，然後用手去「呼呼」，就把局部的小血管瞬間接上了，幫它撫順了，一會兒就能消腫，然後就不痛了，這是一種本能。

古人最原始的按摩搭配兩字訣，一個是吹，一個是推。

治療頸椎病，我們要先分清楚什麼是頸椎病。這本身是民間的叫法，嚴格來說醫學術語裡沒有頸椎病，叫肩頸症候群。這不純粹是頸椎的問題，所以老師傅們傳下一個口訣：「頸胸不分家，腰腿痛相連。」意思是頸椎跟胸椎是不能分開的，所以治療頸椎的時候，要用手法的懸提讓小關節的微小位移得到整復。

按摩的重點是要把兩側的肩頸，從脖頸直到斜方肌、頸夾肌等幾塊肌肉有效地鬆開，才能完成一個整體的治療。

手法是抓拿、點按、撥揉，包括前面說的把擀麵棍弄熱擀一擀，都有很好的效果。

重點強調一下，大家一定要切記，在懷孕期間千萬別做按摩。人在特別累的時候鬆鬆肩，千萬不要盲目去拉脖子，很容易出問題。手法要很輕，不要追求響聲，那一聲不是百分之百復位，有時是爆破聲，沾黏撕開了會有聲音，同時也會自動進行調整復位。

為什麼病來如山倒，病去如抽絲

　　人往往福無雙至，禍不單行；災一對來，好事單個到。如果一個人一直好事不斷，真得往旁邊潑點冷水，要不然腳落不了地，摔倒了會爬不起來。

　　越是順風順水的時候越要小心，後面一定有別的事跟隨著來。陰陽的規律是不可改變的，有好的一定有壞的，有壞的一定會伴隨著好的東西出現。

　　有位朋友的夫人是醫生，還是博士，比我大兩歲。用這位朋友的話說，「女人該得的病她全得了，一開始甲狀腺亢進、一下子低落，然後是僵直性脊椎炎、子宮肌瘤、卵巢囊腫、乳腺增生。」

　　她是女強人，學習力很強。體檢時查出子宮上有一個血塊，我幫她把了把脈說：「經驗上看，這不像腫瘤，否則兩個寸脈打不起來。」後來她發訊息跟我說：「武醫師您好，檢查做完了，醫院幫我做核磁共振的正好是我同學，他說看起來沒事，不過還要請專家再看一看。」

中醫有時跟西醫的診斷是能對上的，她出門的時候我跟她說：「其實，生病從某種意義上來講不是壞事，是要你好好休息。」她說：「檢查一出來我先生就掉眼淚了，這回是準備澈底休息了。」我說：「還沒有這麼嚴重，生病的時候，人一定要好好休息。」

如果生病了人還玩命，那就是找死。身體已經向你提出了強烈的抗議，比如有的人胃不舒服十年了，十年的時間天天敲鐘警示，一定要重視。它可能不會給你另外一個十年，該怎麼預防？就要找出生病的原因，比如吃涼的，胃不舒服；吃辣的，胃也不舒服，就一定要遠離外界對你的刺激。

過去道家有一個小口訣：「人有十年壯，鬼神不敢傍。」當你的精、氣、神、體力全強的時候，什麼邪氣都不怕。但特別危險的一件事也在這裡，因為身體正處在最佳的狀態，明明什麼東西都傷不了你，那病是怎麼來的呢？一定是積勞成疾，就是你這樣長期不管它。不是說昨天受寒，今天肩膀就硬了。越是年老的朋友有的症狀，越不是一兩天得到的，這就是為什麼小孩子的病好治。

病來如山倒，病去如抽絲，病真正找上你了，千萬別想像任何醫生能快速治療。我用木耳跟蘑菇做比喻，拿一塊木頭放在太陽底下，會長木耳、蘑菇嗎？不會對吧，一定是長在陰暗、潮濕、不見光的地方。當木頭長了蘑菇、木耳，中醫、西醫用眼睛都能看到。拿眼睛看還不算，還得用儀器來查。

怎麼處理呢？西醫的思維非常直接，長了怎麼辦？切。切完了，過段時間又長出來了，怎麼辦？接著切……一般切三到五次以後，木頭就空了，再也不長木耳、蘑菇了，木頭的能量沒了，沒有了生機，澈底變成一塊死木頭。

中醫看見這塊木頭上長了木耳，不一定直接先動木耳，而是把木頭從陰山背後挪到太陽能照射的地方，連續照一個禮拜，再加一點微風，木耳就掉了。

因此，中醫就是改變環境，不讓木頭在陰暗潮濕的地方待著，換個環境，陽光普照，陰霾自散。

愛與人比較，就會得癌症

在日常生活中，每個人都抽過筋，抽筋的前提一定是受寒。尤其是夏天，抽筋的機率更高，人睡著竹蓆、開著冷氣，一下子腳就抽筋了。所以說腳抽筋不是缺鈣，而是受寒。

在日常生活中看到往內縮的、向裡的，基本都是陰證、寒證；向外發的，比如疹子、瘡、癢、紅腫、熱痛都好辦。伴隨著體重快速消瘦的，一定要小心，那是陰證，往往就是腫瘤。

長期生氣、受寒、傷心，都會導致癌症的發生。

有句古話說：「良言一句三冬暖，惡語傷人六月寒。」所以，語言跟刀子一樣，如果人被傷到就會得腫瘤。那麼熱的天氣都感覺到冷，你想人說出來的話會有多大力量。藥物、語言、動作都是能動盪人的氣血的，所以，語言刺激的力量是很大的。

為什麼愛比較就容易得癌症？因為人的內心得不到滿足以後，氣血就容易產生鬱結，長期氣滯血瘀，就是得腫瘤的誘因。

有人說：「我沒吃冰的，也沒受寒，為什麼怕冷？」空調不吹、冷飲不喝，遠離一切寒涼的東西，怎麼還會受寒？

　　寒從哪裡來？就是人不自信。

　　大家記住，我們不要跟任何人比較，跟誰比都有不足，尤其是跟能量場比自己高的人，日子過得比自己好的人，不能比較，要學習他的經驗。不跟任何人比，跟誰比呢？跟昨天的自己比。昨天這件事我沒想通，今天想通了，我高興，希望明天還能開心。

　　因此，一有對比就開始傷人，只要一比較就有兩把刀，一定有傷人的東西。你沒有那麼高的慾望，不去攀、不去比，就傷不了人。

第 4 章

武術大家的
養命之道

唯有任脈和督脈一起作用，

才能保證身體的陰陽二氣正常流轉，

達到真正的身體健康。

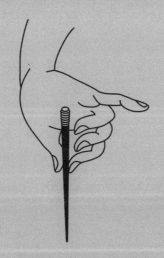

瞬間強腎法

　　關於如何快速強腰壯腎，胡海牙老師傳承了一個非常簡單易行的方法給我們。因為這種方法強腰壯腎、緩解疲勞的速度太快了，我徵得老師的同意替它取了名字，叫瞬間強腎法，只要做幾分鐘，馬上會恢復精力和體力。

瞬間強腎法

1. 將雙手握成一個虛拳，不要握得太死，保持食指與拇指關節形成一個平面，然後放在腰眼上，也就是命門穴兩側腎俞穴的位置。

2. 然後讓自己的膝關節微曲，把腳跟抬起來，不要太高。

3. 接著膝關節快速地上下抖動，隨著身體的上下起伏進行摩擦，短時間內讓自己的腰部有一種熱氣升騰的感覺。

瞬間強腎法——
實際操作時，很多人會變成手部與腰眼的摩擦，這是錯誤的。瞬間強腎法相當於中藥裡面的金匱腎氣丸，會快速地生發腎臟的陽氣，恢復我們的體力。雖然簡單易行，但大家不要小看它，長期堅持會有很好的成效。

徒手健骨大法

　　早起逛公園，我們會看到一些長輩將頭或手臂甩過來甩過去，其實這種簡單的活動並不會對身體，尤其是頸椎、胸椎、腰椎產生有效的保養作用。

　　胡海牙老師發現這個問題以後，對這個手法做了改進，創立了一套對頸腰椎疾病有很好康復作用的脊柱健身操。

脊柱健身操

1. 兩腳與肩同寬，目視前方，頭部不動，用腰力讓身體向左或向右旋轉，以強化脊柱活力。
2. 同時，雙手隨著身體向左或向右旋轉，拍打自己的小腹兩側。反覆做十五次左右，對我們的頸椎、胸椎及腰椎有很好的調理作用。

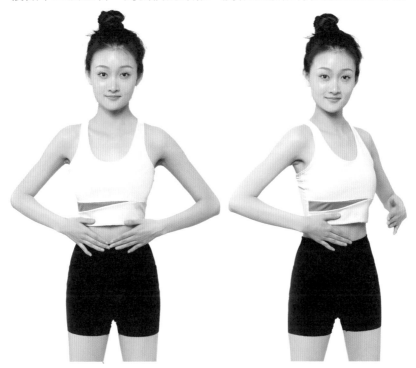

脊柱健身操——
切記，如果骨質增生比較嚴重，或者先天骨骼有一些畸形，或者嚴重的風濕病患者，當肩背比較僵硬的時候，動作一定要輕緩，次數逐漸地增加，千萬不要上來就過於用力，否則會得不償失。

有頸椎病，
做「鶴首龍頭」「左顧右盼」

　　在周潛川先生所傳承的「峨眉十二樁」中，有一個「鶴首龍頭」的動作，對頸椎病是非常有幫助的，尤其對頸椎前後的活動非常有效。

「鶴首龍頭」法

1. 兩腳平行站立、併攏。

2. 雙手叉腰，頭向後仰，下頜向前上伸，然後向下，再向後順時針
    畫一個圓，畫九次。注意，前後畫圓的時候，聽到頸椎骨骼的摩
    擦聲，都是很正常的。

3. 畫完九次以後，再往相反的方向畫九次。

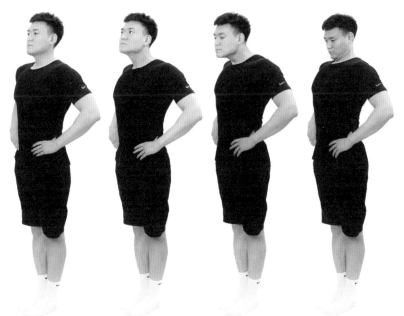

鶴首龍頭法——
操作的時候一定要注意，肩關節是向上的，叫含肩縮項。這對緩解頸椎的疲勞是一
種非常有效的鍛鍊方法。另外，做這個動作時，胸椎的第一、第二、第三關節都會
有一些反應。實際上，「鶴首龍頭」只是對頸椎前後的運轉功能有很好的調整作用，
但缺少對身體左右功能的調整。無獨有偶，在胡海牙老師講的傳統武當太極裡面有
一個非常好的動作，叫「左顧右盼」。

「左顧右盼」法

1. 向左回頭九次，叫顧；向右回頭九次，叫盼。

2. 如果感覺力量不夠，兩邊動作可以重複兩到三遍，都是九的倍數。

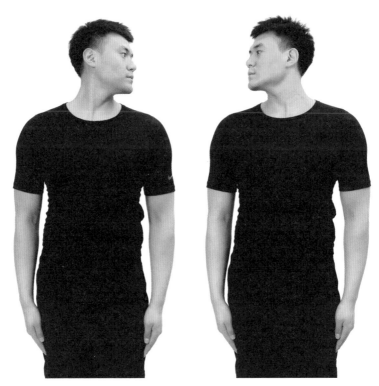

左顧右盼法——

有些人對頸椎的鍛鍊動作是很危險的，脖子會突然間向左甩過來，或者突然間向右甩過去。其實，如果頸部兩側的肌肉沒有放鬆下來，很容易造成肌肉拉傷，所以我們一定要在和緩、勻速的狀態下進行左顧右盼，千萬不能操之過急。

「鶴首龍頭」、「左顧右盼」，對我們頸椎前後左右的調整是非常全面的。平時感覺自己頸肩不舒服的朋友們，可以經常做這兩個動作，能夠很有效地緩解頸肩部不適。

推腹強身法

事實上，在我們身體的前面，還有跟督脈相對應的一條任脈。唯有任脈和督脈一起作用，才能保證身體的陰陽二氣正常流轉，達到身體真正地健康。在臨床上，我常常向患者介紹推腹的方法，對疾病的調養有非常好的效果。

事實證明，推腹的患者與不推腹的患者同樣服藥，增加推腹法的朋友會起到事半功倍的療效。

「推腹法」法

1. 不管用左手還是右手，一定要用大魚際從胸骨柄的下面一直推到臍下。
2. 每天不停地推，一開始是三千到五千次，逐漸五千到八千次，八千到一萬次。
3. 累了以後換一隻手，用另外一隻手的大魚際推。推的時候稍微用一點力量，一下一下地推，不要急。
4. 患有胃潰瘍或者消化性潰瘍出血的時候，不要推腹。

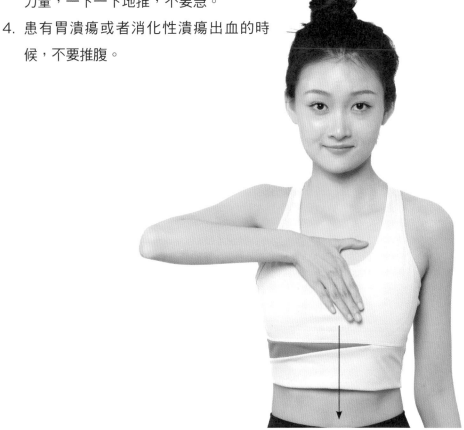

來自意拳功法中的
站樁養生功

　　站樁功來源於傳統的中國武術內家功夫意拳，脫胎於形意拳，是廿世紀著名武術家王薌齋先生所創立的一門新的拳學，也叫大成拳，是融養生和技擊於一體的簡單高效的拳法。

　　我主要是從師於王薌齋老人的女兒王玉芳老師，跟她學習站樁養生；後來又得到師叔朱耀庭的言傳身教，對站樁功有了一些基本粗淺的認識。在這裡主要向大家介紹一下意拳當中的主要功法，就是健身樁，也叫養生樁。

　　養生樁，顧名思義，就是要把我們的身體養得如同大樹一樣堅實。古人說「醫武相通」，事實上，透過前輩們的親身實踐，證明這個樁法對很多慢性疾病有著非常好的預防和治療效果。有一本書叫《一個危重冠心病患者的康復日記——站樁綻放生命奇跡》，是一位冠心病患者所寫的關於站樁治療心臟病的書。作者透過每天近四到五小時的站樁，從一個重症的心臟病患者，到最後摘掉了心臟病的帽子。他寫在書中關於站樁的具體方法就是在此推薦給大家的養生樁。

站樁功的鍛鍊要領

1. 在練習站樁功之前，我們要排空大小便，把自己的手錶、鑰匙等取下來放到一邊，把自己的皮帶稍微放鬆一格，保持全身的舒適和放鬆。戴眼鏡的朋友在練習站樁功的時候可以把眼鏡摘掉，女性朋友要把耳環、項鍊盡量摘掉，身上不要有過多飾物，以求身體澈底放鬆。

2. 準備工作完畢後，輕輕地站立，兩手放在身體的兩側，全身放鬆。兩腳打開，與肩同寬，腳尖稍微有一點內旋（如果年齡大，重心不穩，有些外八也是可以的，但是不要太外八），兩腳正向前方，把重量放在左腳與右腳的中心，站好了以後要有一種腳踏實地的感覺。王薌齋老先生說：「站樁很簡單，就是平均站立。」平均站立是怎麼站立呢？找到前後左右的平衡，全身上下一致的感覺。站下來以後，兩腳自然放鬆，十個腳趾要輕微有一點抓地，有一種落地生根的感覺。

3. 膝關節應該有似屈非屈、似夾非夾的意識。怎麼屈呢？當我們把腿站直以後，兩個膝關節自然地向前放鬆下來，有一個自然的彎曲弧度。千萬記住，膝關節永遠不要超過足尖。我們看到一些人在鍛鍊時，有時候為了姿勢漂亮、優美，反而對膝關節的半月板造成損傷，這就與我們養生健身的宗旨背離了。

4. 臀部要有似坐非坐的感覺，叫「如坐高凳」。

5. 兩手從身體的兩側輕輕地向前方揮起，抱在自己的胸前，十隻手指之間要有一種相互夾木棍的感覺。王薌齋老先生告訴我們，虎口要圓撐，呈一個半圓形；手掌心是內凹的，如同握住一個雞蛋。

6. 把肩鬆下來，沉肩；肘稍微向外撐一點點；手向回抱，兩手與胸的距離在 15 至 20 公分，相當於自己兩拳的距離，不要太過於向外，也不要貼身。

7. 站好以後，要有雙手向內摟抱的感覺，好像抱著一個氫氣球。不要過於

用力，否則氣球就爆了；也不要離得太遠，不然氣球就飛了。要領是撐三抱七，往回抱的力量占七分，同時還要有向外撐的意思在裡面，是一個矛盾的力量。

8. 腋下要有好像夾住了一個小皮球的感覺，不要讓它掉了。

9. 站好以後，身軀要保持挺拔，百會穴上方好像有繩子吊著，下面好像有一個架子在支撐著我們的兩隻手。另外，小腹要保持鬆圓的狀態，背也要圓，肩部微微內旋，目視前方。

10. 站的時候，眼睛可以似閉非閉，或者微微閉上。

11. 在站樁的整個過程中，一定要想一些非常美好的事物。如果心情不好就不要站，可以活動活動，等平靜之後再站。古人認為大怒、大醉或吃得過飽以後都不要練功。

在開始練習站樁功的時候，人會感覺到兩肩酸、沉，告訴大家一個竅門：如果感覺到肩累了，或者感覺到身體任何一個部位不舒服了，大家一定要切記，這是你身上的一個僵直點，很僵很緊，要有意識地放鬆一下。

在整個站樁的過程中，手高不要過眉，低不要低於肚臍；左手不要往鼻子的右方向去，右手不要往鼻子的左方向去，以鼻子為中線，左右手不能逾越中線。老先生說了，雙手的變化在這個範圍裡面就可以了，這是一種非常自在靈動的鍛鍊方法。

有些人對站樁有一種誤解，認為站樁很枯燥，是一種毅力與體力的拚搏。其實，練習站樁是為了預防和治癒疾病。當然，如果在站樁的過程中感覺到疲勞、難受了，要隨時調整姿勢。

保持正確的站樁姿勢，當身體的整體力量均勻、平衡以後，五臟的位置就會處在一個正常自然的懸掛狀態中，對恢復氣血的通暢、氣息的調整有非常好的作用。

練習站樁過程中緩解疲勞的竅門

向大家講解一個在練習站樁過程中如何緩解疲勞的小竅門。當我們手抱到一定程度，一定要深吸一口氣，然後口微張，向外吐氣，同時把肩鬆下來。一次站樁如果在 45 分鐘，可以 3 至 4 次用呼吸吐氣的方法來緩解肩部的疲勞。

形意拳大師郭雲深先生在練習站樁功的時候，為了放鬆自己的肩部，就站在門檻上，然後把上面吊著的雞毛撢子放在肩上。如果感覺到雞毛撢子動了，就知道自己把肩聳起來了，隨即馬上調整。

事實上，只有肩部放鬆了，全身才能真正地放鬆下來，鬆肩也是我在徒手健康法中反覆強調的第一步手法，因為肩部可以補五臟六腑之虛，平衡各臟腑之間的氣機。沒有人幫我們鬆肩的時候，透過站樁就能夠起到與鬆肩異曲同工的效果。所以我們在站樁的時候一定切記要鬆肩、鬆肩、再鬆肩。

我自己的鬆肩「五部曲」

如果有一些人肩是怎麼鬆也鬆不下來，那麼，我把自己總結出的鬆肩

「五部曲」分享給大家。

第一步，雙手放在身體兩側，然後把手舉起來，平行向前，一定要注意，肩是不動的。

第二步，抱回來。

第三步，再向上一點。

第四步，又回來。

第五步，手往胸前一放，肩是不動的。

經過這五個步驟，肩很自然就放鬆下來了。記住，如果你長期感覺到肩背緊繃，尤其在站樁過程中鬆不下來，一定要反覆練習這些鬆肩的方法。

有些朋友在練習站樁的過程中，會不停地打哈欠或者是流眼淚，還有一些人腸鳴、排氣、打嗝，甚至有些人身上會有螞蟻爬或者觸電的感覺。

出現這些情況，大家不要過於緊張，這正是我們身體進行自我調整非常好的時機。只有慢慢地堅持下去，氣機通暢了，瘀阻透過站樁的形式打開了，一切不適的症狀都會消失的。所以王薌齋祖師反覆地講，站樁功雖然看似簡單，但他用一生實踐檢驗後，證明確實是一個行之有效的對自己身體和心理都非常有益的好功法。

站樁以後，有些人手腳會發熱，那就搓搓手、搓搓臉；肩部酸脹的話拍拍肩就可以了，一次完整的站樁到這裡就結束了。

在站樁過程中，大家一定要記住，我們不是跟電線杆一樣站在那兒一動

不動，如果感覺到自己的腳掌、腳跟有疲勞感，切記千萬不要咬牙堅持。

我們可以讓腳掌和腳跟分別用力，想像自己處在一個齊胸深的溫泉裡，水波在推著自己向前走，然後再擠壓回來。其動作的幅度要從大逐漸變小，這也是站樁中的一個小竅門，希望大家用心牢記。

實際上，在站樁過程中，老先生為我們留下了非常重要的話，就是「大動不如小動，小動不如蠕動，蠕動之動才是生生不息之動。」什麼意思呢？看著這個人在那兒一動不動，實際上他自己在隨時調整。也就是說，不懂練功的人基本上看不到他在動，實際上他的身體無時無刻不在進行微調，也叫微動。

第 5 章

千金難買的
養生常識

太過和不及都是病我們要找出「中」的本意，

以舒適為度。

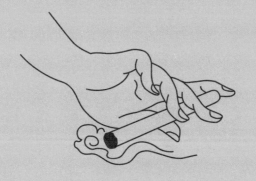

冬天泡腳
泡到腦門發熱就行

　　泡腳最好的方法是什麼？拿一個桶子，把水沒到足三里以上，膝關節以下，這樣三陰交、太衝、公孫、陰陵泉、陽陵泉、足三里等腿腳上很重要的穴位都泡到了。

　　很多人一入冬就喜歡泡腳，冬天泡腳是一件好事情，但要注意不要泡到大汗淋漓，以免消耗氣血。其實冬天泡腳有一個小竅門，就是泡到腦門發熱就可以了，盡量少出汗或者不出汗為宜。

　　因為冬天藏精氣不宜外洩過多，否則容易引起心臟不適。另外還要注意，有一些體質陽盛的人群不適宜冬天泡腳，易引起中風等心臟腦血管疾病。

　　泡腳時，可以抓一小把花椒、鹽1勺、蔥3段、薑3片、醋1杯、酒1杯，拿剛燒開的水一沖，然後把腳放在上面先蒸熏，再燙，再洗，舒筋活血，可以治療足跟痛、香港腳、足癬等病症。

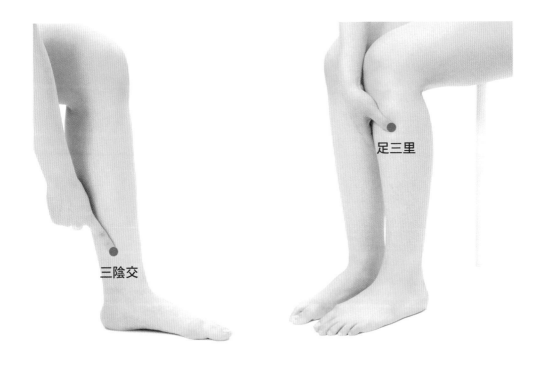

三陰交

足三里

有的人泡腳時覺得心慌，就不要泡了；有的人越泡腳越舒服，那就繼續泡，一定要根據自己的實際情況而定。

夏天要喝熱茶，把汗排出來才舒服；而冬天要適量泡溫泉，因為冬天是「藏精氣而不瀉」的時候，與龜、蛇冬眠是一個道理，如果長時間泡溫泉導致精氣外越，對身體來講是沒有什麼好處的。

身體有一套自律的自我調節功能，因外力把它攪亂了，身體抗議的結果就是打噴嚏、流鼻涕、不舒服，一兩天還沒事，時間長了，就是自己找病。

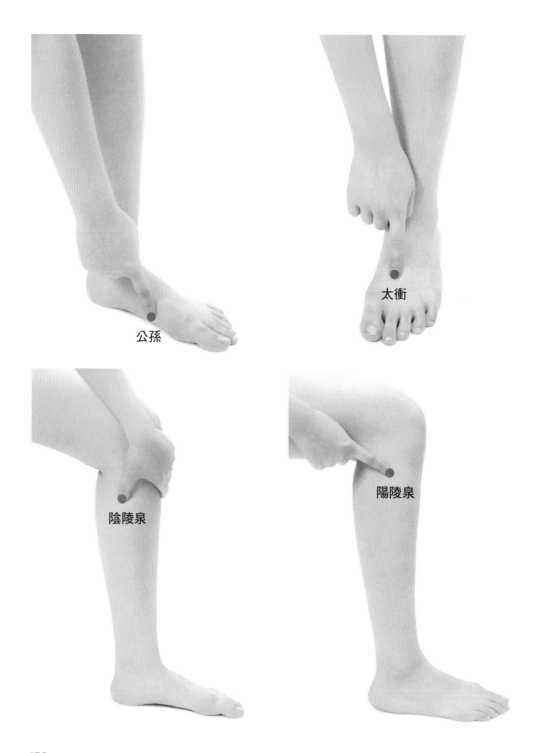

公孫

太衝

陰陵泉

陽陵泉

冬天泡腳泡到腦門發熱就行

受寒拔罐，受熱刮痧，
陰寒太重就艾灸

通常，人的體內如果沒有熱邪，皮下是沒有痧的，如果熱邪過重一定會有痧，有痧就盡量刮痧，因為這時刮痧比抓拿、捏提的效果要好。

一般情況下，受寒了就拔罐，有熱就刮痧，陰寒太重、久病虛證了就艾灸，應該用什麼則用什麼。其實我一直想向大家推廣一個理念，就是簡單易行，掌握了這個原則，方法一說就會，一用就靈。

學會變通的道理，不管在哪裡也不管用什麼東西，都可以解決問題。換句話說，刮痧不一定非得用刮痧板，硬幣、瓶蓋、湯匙等工具也可以刮，目的是把痧毒刮出來，所以不要在工具上執著。當把理搞通了，法無定法，隨手都是法。

「扎針拔罐，病好一半」

中醫界有句老話：「扎針拔罐，病好一半。」

過去，如果一個人受風寒了，一般會拔拔火罐，用的是傳統的玻璃罐，點上火苗，當罐裡形成負壓後，沾上酒精輕輕一擦就在皮膚上吸住了，十五分鐘後取下。罐取下來以後，盡量用掌心在拔罐的部位揉一揉，讓局部的皮膚鬆弛下來。

傳統的玻璃火罐，是老一輩傳下來的，現代用的是塑膠材質，效果略微有差異。相對而言，人體內的寒濕透過火的力量吸出來，產生熱、形成真空負壓。而塑膠拔罐器直接形成真空，使用起來比較簡單、安全。

在張仲景的《傷寒雜病論》中，認為人體大部分的疾病起於寒，寒邪慢慢滲透到身體裡，不知不覺帶給我們非常大的危害，而濕邪也與寒邪有關。

怎麼判斷自己是否需要拔罐呢？

怎麼判斷自己是否需要拔罐呢？就是打噴嚏、打冷顫，分辨不清體內到底是有寒還是有濕的時候。

拔罐既有養生、治療的作用，又有診斷的作用。怎麼說有診斷的作用呢？開始拔罐以後，罐子裡面的皮膚有發紅、紫黑等顏色很重的東西，證明體內寒瘀很重；如果罐內沒有明顯變化，可以改用刮痧，因為邪毒可能在淺層，有熱的時候不容易出來。

拔罐的方法和部位是靈活變通的。比如，受風寒主要在後背上拔，因為人的五臟六腑在後背上都有反應點，而所有的俞穴都在背部，離臟器最近；再比如，拉肚子了，可以在中脘穴上拔一下。

另外，如果不小心受寒，皮膚上出現蕁麻疹，這時候小小的火罐就可以派上用場了，但方法與平時拔罐有點不同。

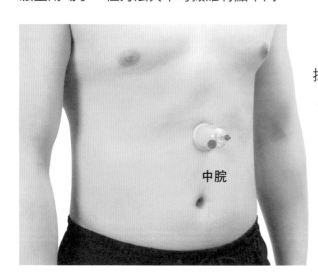

中脘穴拔罐，可治療拉肚子

首先，拔的位置不是經常拔的背部，而是肚臍的位置；其次，平時拔罐的時候盡量拔得緊一些，而在肚臍位置上拔罐的時候，力度要輕一些，是以往拔罐力度的一半，時間七到八分鐘就可以了。如此，每天堅持一次，一週的時間皮膚問題就可以解決了。

拔罐起水疱以後，效果才非常棒

有的朋友在拔罐時會出現問題，比如拔罐時間長一點了往往會起水疱。其實，恰恰是起了水疱以後，效果才非常棒。我建議，萬一有的朋友自己不小心拔出了水疱，小的不要管它，讓它自行吸收；如果比較大，用消過毒的縫衣針挑破，把水放出來即可。

拔罐有竅門，起罐也有竅門。有經驗的醫生沾上酒精點著以後，會拿著點著火的棉球在裡面轉一下，然後吸在皮膚上。很多剛學拔罐的朋友不知道，拔上罐以後輕輕旋提一下，這個手法能讓罐子吸得更緊，如果去按罐子反而會鬆下來。起罐時，把手的部位向下壓，用大拇指一挑，漏點氣，空氣進去就開了。把罐子拿下來還沒有結束，一定要用手在拔罐的部位揉一揉。

從修煉的角度來講，七歲以內的孩子從尾骨向上捏脊就好，通常不需拔罐，而七歲以上的人，從上往下來排罐。罐有大有小，排列有順序有講究，一定要從上向下來拔罐，這樣才能把不舒服的五臟六腑的氣理順。另外，罐子的大小有一定的針對性，比如最大的罐最好拔在大椎上，就是脖子後面的高骨；稍微小一點的罐，可以順著脊椎兩側的兩條線順序拔就可以了。

一個方法再好也有不適用的人群，不能拔罐的人實際上也很多，比如心臟病患者、重症病患者，拔罐有一定的危險性；再比如摔傷、撞傷，比較痛的時候，都盡量不要拔罐。

扎針也好，艾灸也好，吃中藥也好，一切的治療方法都是補人身上的不全，調人身上的偏頗。偏了糾正過來，達到一個相對的平衡就夠了。

拔罐的宜忌

火罐不是一年四季都能拔，一定是有問題了才拔罐。有時候我們累了，到按摩店拔了二十幾個罐子，後背全拔滿了。這樣好不好呢？

請大家記住，艾灸是補人的，拔罐、刮痧則是瀉法。

拔罐對於很多病，特別是實證，跟艾灸一樣有奇效。在 1996 年的時候，我有一個朋友的父親患了肩周炎，動不了，我就替他拔罐，拔一次管用三天。我一個禮拜要去兩次，連續兩個多月。有一次我有事沒去，老人跟他老伴說：「你替我拔吧。」老伴不會，老人就說：「醫生怎麼拔，你就怎麼拔。」因為我把工具放在他們家，這位老太太挺聰明，就模仿著把罐扣在肩部等幾個地方。扣上沒多久，老人肩膀也不痛了，打起瞌睡了。

看到老伴睡著了，她就出去四處閒逛，還打了一會兒麻將。

兩小時過去了，老太太想起老伴還拔著罐躺在床上，嚇得趕快往家裡跑。結果，老先生拔罐的地方全是水疱，有大的有小的，一堆。老太太十分心疼，小心翼翼地按著罐，把罐起了下來，也不敢跟我說。

又隔了三四天，我去他家，只見老先生穿的衣服露著一隻手，袖子斜挎著。我問他肩膀還痛嗎，他說不痛了。我說再拔拔罐，去去病根吧。他說不用了。是不用拔了，我一看大疱、小疱還在呢，還有的已經吸收了。真是歪打正著，就那一次去了病根了。

但是要記住，拔罐的過程不追求起疱。通常是什麼人拔罐容易起水疱呢？濕氣重的人。

千萬不要拿拔罐、刮痧當保養

當我們刮痧和拔罐的時候，一定要記住目的是為了治療。比如，睡一覺起來覺得腰痛，到醫院照 X 光什麼事都沒有，就是腰酸疼酸疼的，感覺是昨天晚上睡覺的時候著涼了，這時候不用猶豫，拔上罐。如果拔上五到十分鐘，一看罐子下面任何變化都沒有，把罐取掉，不要再拔。

刮痧，刮出體內的熱毒

痧就是體內的熱毒

刮痧術是組成中醫治療學的一部分，就是用光滑的硬物器具或手指在人體表面特定的部位或俞穴反覆進行刮、擰、揪、捏等物理刺激，使皮膚發紅、充血、瘀血或點狀出血的一種治療方法。

其實，刮的過程出來黑的血疱或者紫點就是痧毒，血液當中的熱毒。

還有一種是不用各種器物，只用手法。手的力量很大，在有痧的地方用手指蹭，兩到三分鐘也能夠把痧給刮出來。

比如，嗓子失聲，說不出話，就將

嗓子失音，說不出話，可在喉部揪痧

食指和中指屈指，輕輕地沾點涼水，然後在喉嚨處揪幾下，效果非常好，甚至能揪出很重的痧點。

有次朋友聚會，其中有一位帶著太太來，我們在一起聊天，他太太在一旁老是咳嗽，我一看馬上站起來跟她說，我幫你治一下。一般情況下，使用手法都是在喉嚨部位揪痧，考慮到女性愛美的因素，就沒有在她喉嚨處揪痧。我在她的大椎上面，第四、第五、第六頸椎處，就是後脖頸位置，沾了點水捏提，捏了七至八下，痧毒就出來了。接下來的一小時間，基本上沒聽到她咳嗽了。

原理是什麼呢？利用刮痧的刺激，把組織經絡的病原呈現出體表，主要透過有選擇地尋找，對疾病的特殊反應點和俞穴進行良性刺激，加強血液、淋巴液的循環功能。

痧到底是什麼？就是熱毒。當身體某個器官臟腑和系統功能失調，也就是體內的氣血瘀積阻塞，導致無法正常地吸收代謝，熱毒就會瘀積在相應的臟腑經脈中，病症也隨之而來。

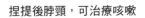

捏提後脖頸，可治療咳嗽

人什麼時候需要刮痧

人什麼時候需要刮痧呢？心煩鬱悶、全身酸脹、倦怠無力、代謝功能低下，都可以刮痧，而感冒、中暑、失眠、頭痛、美容、瘦身，可以再配合撥筋。比如，夏天時有的人吃了不乾淨的東西就會噁心、食欲不振、頭昏腦漲，這時比較適合刮痧；如果再配合吃幾粒藿香正氣膠囊，效果會非常好。所以，家裡一定要常備幾種藥，如附子理中丸、香連丸、藿香正氣膠囊（水）等。

如何刮痧

刮痧時，用刮痧板挖取少許的刮痧膏或刮痧油，一定要在刮痧部位塗抹均勻，手法不要快，不要亂，節奏一快就容易出問題，而且讓人心亂。

角度不侷限在 90 度，一定要單一方向刮，從正中向外、從上向下，力道由輕漸重，一個部位最長不超過二十秒。刮出痧以後，把痧疱給挑破，把熱毒放出來。如果覺得不安全，讓它自行吸收也沒問題，只要透到體表，就會被自身的正能量吸收、轉化。

不要強求出痧

不要強求出痧，強求出痧容易出意外。有痧的地方刮的時候不會太疼痛，如果強行出痧，那個部位會很痛。有痧時輕輕一蹭，一般七、八下就能

蹭出痧來，十五下左右痧基本上就出來了，所以不要在一個部位用力地刮拭。

刮痧的介質一般是刮痧油，如果沒有，橄欖油或香油也不錯，我在家就是用香油。另外，用凡士林也可以，用水也行，白酒通常很少用。

刮痧用什麼工具最好

關於刮痧的器具，有所謂的牛角刮痧板，還有砭石的、玉石的……等等。

我個人建議，砭石的東西大家少用，因為砭石是從外太空來的異物撞擊到地球後瞬間產生高溫，而且夾雜著很多別的能量的一種石頭，裡面含有一些放射性的物質。

如果有預算，可以用好的玉石，比如岫玉、青玉都可以，各種形狀的都沒問題。如果出國旅遊，沒必要帶著刮痧板，背包裡面只要有硬幣就可以，消毒後刮拭，效果立竿見影。當然，前提是有痧。

刮痧的禁忌

1. 有嚴重的心血管疾病發作的時候，不要刮痧。
2. 全身浮腫，尤其是重度浮腫，不要刮痧。
3. 孕婦的腹部、薦骨，禁用刮痧。
4. 體表有破爛、潰瘍、瘡口、斑疹和不明原因的疱疹，禁止刮痧。

刮痧，刮出體內的熱毒

5. 急性扭傷、創傷、骨折的部位，禁止刮痧。

6. 接觸性皮膚病帶原者，不要刮痧。

7. 白血病、貧血、血液性病患者，包括過敏性紫斑症患者，不要刮痧。

8. 過度饑飽、疲勞及酒醉者，不可接受重力大面積刮痧，否則會引起虛脫。

9. 眼睛、嘴唇、舌頭、耳孔、鼻孔、乳頭、肚臍等部位禁止刮痧，因為容易引起黏膜充血，而且不能康復。

10. 如果刮痧過程中突然心慌、冒冷汗，甚至嘔吐、臉色蒼白，要馬上停止刮痧，保持平躺，然後喝點溫開水或糖水。

11. 在刮痧、艾灸、拔罐之前，最好先準備一杯白開水，做完以後休息兩到三分鐘，然後慢慢喝下去，以補充能量。刮痧之後不能喝冰水，也不要洗冷水澡；禁食生冷或油膩的食物；同時，絕對不能吹風、著涼。

12. 出痧後，一兩天內皮膚會有輕度的疼痛、發癢，不要緊張，這是正常狀況。

13. 不管是刮手臂、腿、前胸、後背，請記住一個原則：刮痧的方向一定要從上向下、從裡向外，千萬別往回刮。

艾灸，輕鬆祛除體內的寒濕

　　艾灸的目的就是祛除寒濕，在中醫養生中，常以懸灸為主。什麼是懸灸？就是讓艾條懸空。灸的時候順時針或逆時針一上一下操作，這叫雀啄灸，像小雞啄米。拿好艾條以後，小姆指基本上與艾條的頭對齊，並用小姆指感知溫度的變化，最主要的目的是預防燙傷，保護自己。

　　剛開始灸的時候，有的人灸著灸著不動了，一分心就被燙了。而運用這個手法不易分心，解決了艾灸手法中的不足。比如，有的人小腹著涼，就在關元穴（臍下四指寬）的位置點一上一下垂直艾灸，灸十五分鐘就可以了。

　　灸的時候要點透，而且要點得均勻。過去有一句話叫「習拳容易改拳難」，手法也如此。所以，一定要養成最正確的手法習慣，學會並掌握就可以了；相反，如果不對，練一萬次也是錯誤的。

　　艾灸最忌諱用嘴吹，傷氣。切記，艾灸的時候一定要通風，否則灸完了以後頭昏腦漲就麻煩了。不能盲目艾灸，謹防火上澆油。

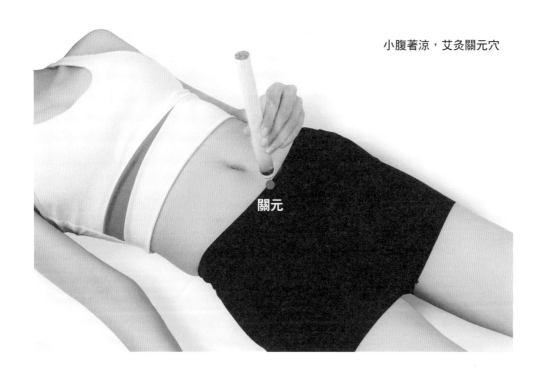

小腹著涼，艾灸關元穴

關元

　　每年到了夏天，很多人都會透過艾灸來養生，甚至做一些所謂冬病夏治的預防工作。其實，我在《黃帝內經使用手冊》裡做了一些介紹，其中還介紹了日本的長壽家族，每年到了仲夏時節都會進行艾灸；包括《扁鵲心書》的作者竇材醫生，在書裡也記載了艾灸能強腎的案例。

艾灸的時候，首先要確保室內空氣的流通。

　　現在，有的人把艾灸過於神話了，以前，醫生講的「針灸」是針刺和艾灸兩種治療方法，艾灸既不能代替針刺，也不能代替其他方法。其實，艾灸就是中醫的正治法，寒則熱之，熱則寒之。

艾灸主要針對寒濕體質的人群，有非常好的效果。如果體質過於燥熱，平時口乾舌燥、皮膚乾燥、大便祕結的人，不要盲目艾灸。這樣的體質艾灸，很容易造成火上澆油。

艾灸對寒濕體質的人來講，是一種非常好的預防和治療方法；對燥熱體質的人來講，艾灸無疑是砒霜和毒藥，是會害人的。

不能什麼人都進行艾灸

到了三伏天，很多人還怕冷，甚至穿著很厚的衣服，我們在臨床上很常見。有一年三伏天的時候，有一位患者穿著厚棉襖，身上出了很多黏黏的冷汗，大家都取笑他，他很不開心地說：「我特別怕冷，不能吹風。」針對這樣的人們，除了在臨床上開一些溫補陽氣的中藥和湯劑，還告訴他回去後一定要長時間艾灸關元穴、氣海穴、足三里穴，灸一段時間，效果確實不錯。

跟大家講一個真實案例，我有一位朋友，他在將近入冬的時候，感到渾身怕冷，穿了很厚重的衣服還是無法緩解，我替他做艾灸的時候，直接用長艾條熏灸太溪穴，因為他的腎氣不是很足。用手探他的皮膚（因為我怕燙傷患者，所以要隨時用小指去探），可以感到太溪穴的溫度沒有任何變化。然後我有意拿艾條在他的外關穴灸，離得不是很近，他一下就把手抬起來了，因為有種很灼熱的、不舒服的感覺。艾灸太溪穴二十分鐘，他沒有任何反應，當時我覺得很奇怪，又繼續灸，灸到四十分鐘左右，他才感到有溫熱感。回去後我讓他如法炮製，艾灸這個穴位，他連著灸了一週，怕冷畏寒的感覺才逐漸緩解。

人體有很好的自我調節功能，到了仲夏時節，很多人習慣冷氣、冷飲，在這種環境中找舒適感。夏季貪涼是人的一種本性，尤其是體質熱的人很喜歡找冷氣、喝冷飲，覺得很舒服；如果你想讓體質寒的人喝冷飲，他可能不喜歡，喝完後會引起腹瀉、腹痛。

艾灸是很好的養生治療方法，但我們千萬要記住一個原則：不能什麼人都進行艾灸，一定要按照中醫的思維，陰陽表裡，虛實寒熱，在辨證清晰的情況下，使用艾灸來養生保健，才能達到事半功倍的效果。

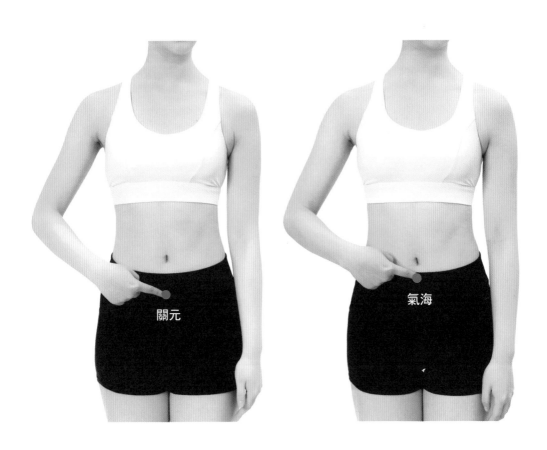

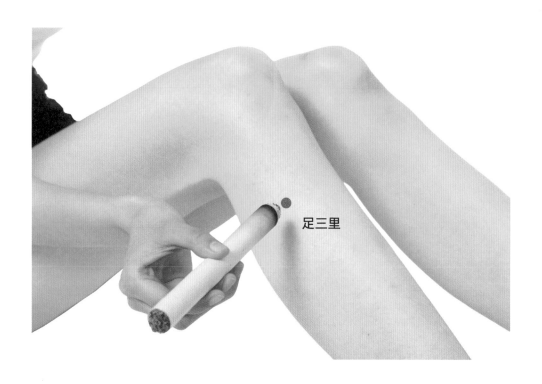

足三里

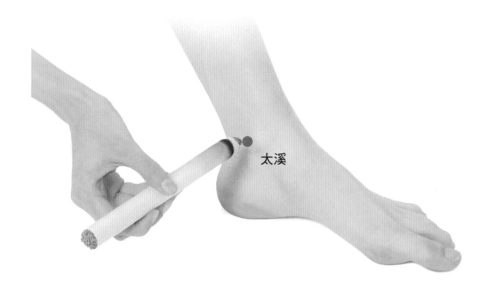

太溪

艾灸，輕鬆祛除體內的寒濕

腳氣發作，
不再做摳腳大漢

　　我們經常在網路上看見一些圖片，有摳腳大媽、摳腳大漢，他們在捷運或公車上，不顧及別人感受，把鞋脫了後使勁摳腳，大家很討厭這種不文明的現象。可是對有腳氣的人來說，因為又癢又難受，很不舒服，摳一摳、搓一搓就覺得很舒服。

　　在這裡告訴大家一個簡單的小偏方，可以預防濕性腳氣，避免尷尬事情的發生。

怎麼治療足癬

　　真正的腳氣跟我們說的足癬不一樣，人們往往把它們混淆在一起，臨床上真正所謂的腳氣我看到的不是很多，更多的是足癬，其實也叫「香港腳」。有些朋友的腳氣很重，十個腳趾縫都泡得白白的，還有特別惡臭的異味，撓得皮開肉綻，確實很痛苦，這些都屬於足癬的範圍。還有一些不是特

別明顯的腳氣，春夏之際，這些朋友的腳上會起一些水疱，水疱破了後會結痂，產生一些硬皮，這也屬於足癬的範圍。

怎麼治療足癬呢？我過去跟老師學到一個小偏方，在這裡介紹給大家。朋友們到了夏天有濕腳氣後，做到以下幾點，就能有效預防。

1. 盡量不要穿皮鞋，甚至尼龍襪，這些都是密不透風的，很容易引起體內真菌感染，導致足癬的發生。
2. 大家一定要記住，不要盲目抹腳氣膏，因為有的足癬是一種正常的排毒，按照中醫理論，我們有更好的祛濕方法。
3. 預防腳氣的方法是什麼？把黃豆打碎，放到盆子裡熬二十分鐘後，稍微放涼，把腳放在盆上熏蒸，慢慢洗，熏蒸十分鐘左右就可以了。在洗的時候，可以用手搓一搓腳趾縫，清理腐爛的組織，但不要用力摳，感染是很麻煩的。而且要充分浸泡，浸泡完後不要用溫水沖淨，有些附著和殘留，效果很好。這個方法我介紹給很多有足癬的患者，他們用了後效果確實不錯。有的人很聰明，乾脆用豆漿泡，如果是新鮮的豆漿也可以泡腳，沒有問題，只是稍微有點浪費。

用紙條纏在腳趾縫，足癬會得到明顯改善

腳自然乾燥後，有一項工作大家一定要記住，這個方法簡單到什麼程度呢？我們不用任何藥物，就能有效緩解足　和濕性腳氣。

我們在家裡常用的、乾燥的紙巾（餐巾紙、紙卷的衛生紙都可以），搓成 30 公分左右的長條，捲得像筷子粗細，然後用手壓扁，掰開大姆趾的趾

縫，把紙塞進去，再從二腳趾到三腳趾⋯⋯最後到小姆趾，一層一層地纏繞上，這麼做的目的是讓腳趾間形成縫隙、保持透氣，慢慢地真菌就不會再感染了。尤其人們在夏天穿上皮鞋後，腳趾縫擠得一點空間沒有，很容易滋生真菌。

　　泡完腳後，用紙纏在腳趾縫，持續一週左右，足癬會得到明顯改善，甚至消失。

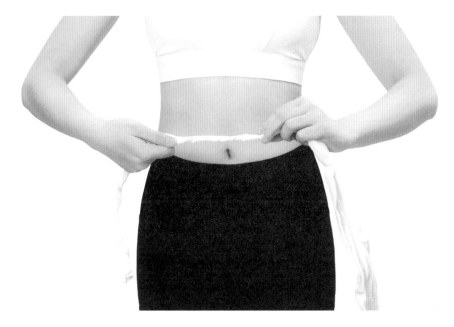

乾燥的紙巾搓成長條

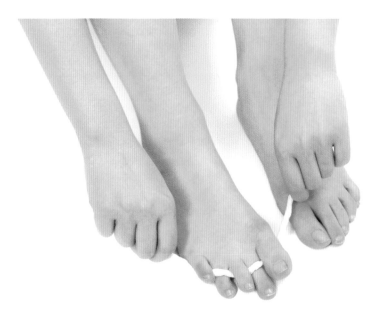

從大腳趾的趾縫依次塞進去

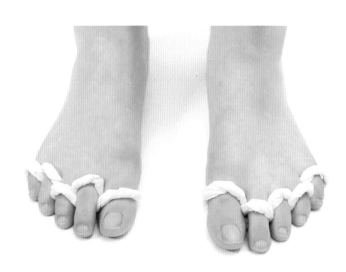

用紙條纏在腳趾縫改善足癬

　　　　　　　　　　　　　　　腳氣發作，不再做搔腳大漢

中暑後，應該這麼救治

隨身攜帶的梳子和護手霜可作為刮痧工具

「風、寒、暑、濕、燥、火」是中醫六氣六淫之觀點，到了長夏季節，正是暑濕高熱的時期，很多人尤其是戶外運動者、工作者，在夏天極易中暑。人們中暑後，重則昏厥，輕則噁心、嘔吐、頭暈、腹瀉、渾身無力等，產生一種很不舒服的症狀。

其實，中暑在中醫裡有很好的解決方法，出現症狀後，如果身邊沒有解暑藥、抗暑的飲品，怎麼辦？很多人的噁心、嘔吐是非常劇烈的，嚴重的甚至容易引起休克。在這裡介紹一個小方法，就是刮痧。

古人認為，我們的手肘、膕窩、腋下、腹股溝，這八個地方叫「八虛」。古代醫書上記載，透過在八虛刮痧，對治療急症和暑證，效果是非常好的。

我們不可能隨身帶刮痧板，這時自己身邊方便的用品，都可以作為刮痧

工具。比如隨身攜帶的梳子和護手霜，可以用護手霜做介質，在兩個手臂內側的尺澤穴（手肘肘窩裡的位置），稍微塗一點護手霜，用梳子的背面輕輕地從上向下刮一刮。

在膝關節後膕窩，也就是中醫說的委中穴，快速地由上向下，一下一下進行刮痧。

如果因為中暑，體內的痧毒過重，我們一般用梳子刮六到七下就會有痧點出現；如果刮七、八次覺得疼痛，這時不要再繼續進行刮痧了，因為很有可能是別的病引起的。如果有痧，一般刮三到五下，痧點和痧毒就會湧現，而且能很直觀地看到。

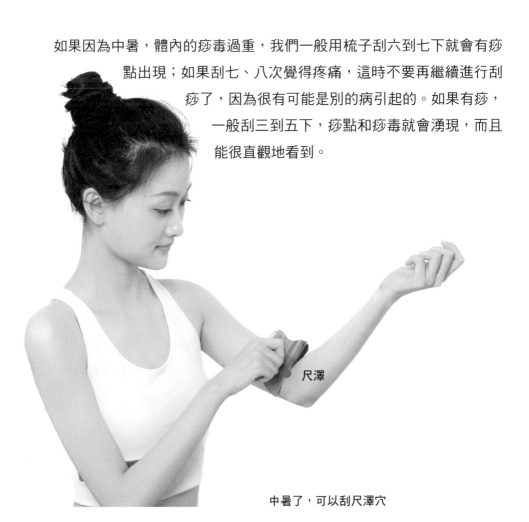

尺澤

中暑了，可以刮尺澤穴

中暑後，應該這麼救治

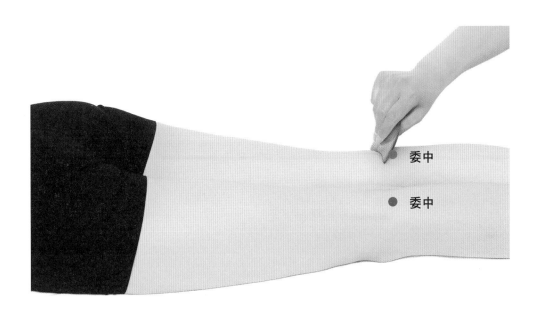

委中

委中

出門旅遊，有的東西寧可備而不用

有的人說：「我連梳子都沒帶。」這種情況下怎麼辦呢？人們現在出門必帶的就是身份證，如果實在什麼東西都沒有，可以用身份證沾一點自己的唾液刮痧，緩解和救急中暑的症狀。

如果到了比較炎熱的地方，大家一定要做好防暑的工作，比如帶遮陽傘，塗防曬霜；如果到了特別炎熱的地方，陽光相對來講比較充足，我們可以戴上墨鏡，保護眼睛，要把基本預防做好。

出遊的時候，大家一定要記住隨身必備兩種中藥：一種是藿香正氣膠囊，另一種是香連丸（現在香連丸不太好買，大家可以備點小檗鹼）。如果是上了年紀的朋友，出門旅行前，自己的常用藥一定要備齊，以備不時之

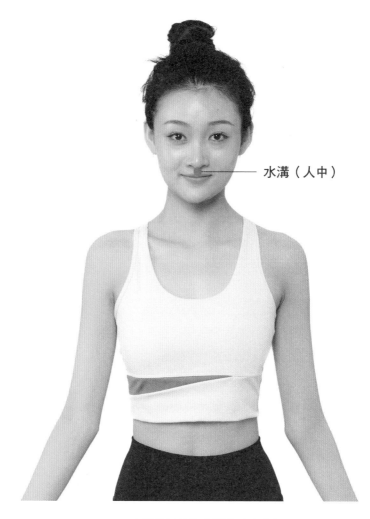

水溝（人中）

中暑後可以掐水溝穴（人中）

需，這一點很重要。很多人不注重這方面，認為沒有用。其實，出門旅遊，
有的東西寧可備而不用，不能沒有。

關於中暑後的急救，如果一個人中暑後渾身冒冷汗，休克了，最簡單的
方法之一是掐水溝穴（人中）。

中暑後，應該這麼救治

治療暑濕、緩解疲勞的小偏方：點按承山穴

我向大家推薦一個治療暑濕、緩解疲勞的小偏方：點按承山穴。顧名思義，「承山穴」能承受住一座山的力量，所以功效非常大，對緩解疲勞非常有效。承山穴在哪兒呢？就在我們的小腿肚後面，大家站直的時候，小腿肚上有一個「人」字的正中央，就是承山穴。有的朋友說：「我找不到，怎麼辦？」找不到，你就在小腿肚的正中偏下一點點按，能在短時間內緩解噁心、嘔吐、渾身發沉等不適的症狀，效果也非常好。

其實，不一定非得中暑才能點按承山穴，如果我們感到濕氣過重，渾身發沉，一天到晚無精打采，也可以點按承山穴。承山穴不單是一個緩解疲勞的大穴，最主要的是能祛除體內濕氣。

其實，點按承山穴有一個小訣竅，我們找準這個穴位後，可以採取突然襲擊的方式，突然發力。人一驚，驚則氣下，腦門會伴隨出汗，接著汗會出遍全身，這就有祛濕、緩解疲勞、防暑的功效。

大家在發力點按的時候要注意：心臟有毛病的患者，點按這個穴位時，力度不能太大，要輕輕地、慢慢地、由淺入深地加重，緩解疲勞。這是點按承山穴的要點。

點按承山穴，治療暑濕，緩解疲勞

拉筋拍打到底能不能治病

　　拉筋拍打到底能不能治病？曾有個新聞鬧得沸沸揚揚，有一位專家在英國機場被抓，因為盲目地拉筋拍打，導致重症患者死亡，出了醫療事故。報導出來後，很多養生愛好者、醫療界愛好者留言給我，問我如何看待這個問題。

　　其實，拉筋拍打屬於傳統的中醫治療範疇中兩個最基本的技法，其臨床效果是毋庸置疑的，但現在人們往往是不分病種，盲目地拉筋拍打。在不辨證的前提下，必然會導致醫療事故的發生。

　　《黃帝內經》裡的養生和治療方法，在臨床使用中效果也是不錯的。只是必須反覆告誡大家，在拍打的過程中一定不要過於用力，如果體內有痧毒，你輕輕一刮、一碰，可能痧毒就會出來，這些熱毒就會有反應。有的人盲目地為了出痧，於是玩命拍打，導致皮下微血管破裂，全身上下發紫，最後引起急性血液系統疾病，這是非常可怕的。

　　在局部進行適當的拍打，在傳統的中醫古籍等很多書中都有記載，拍痧對治療熱性病的效果是非常不錯的。但如果是因為寒證引發的一些疾病，我們盲目地使用拍打要求出痧，這種方法是不可取的。

不能過度拉筋拍打

拉筋也好，拍打也罷，都是好方法，成功案例都是唾手可得，而對失敗的案例，我們一定要吸取教訓。

我們也在臨床上使用這些方法，但一定要強調不能過度拉筋拍打，而且一定要在中醫思維的參與下分清陰陽、寒熱、虛實，再進行拍打，才能起到事半功倍的效果。

那麼在什麼情況下，拍打的效果會更好呢？其實，主要是針對一些熱性病，比如中暑。在福建、廣東等地，有一個方法叫「揪痧」，就是在人的腋下、前胸、後背用手直接揪，效果是不錯的。如果人們有熱毒，輕輕揪兩到三下就有深紫色的痧疱出來，在很短的時間內症狀就能有效緩解。

還有患有重症咽喉炎的患者說不出話，民間的老人沾點涼水或香油，將食指和中指屈指並分開，在患者的喉嚨上輕輕拽幾下，把紫色的痧疱抓出來後，在短時間內，喉嚨不舒適的感覺就能得到有效緩解。

拍痧也好，抓痧也好，揪痧也好，拍打也好，目的都是為了我們的身體健康，如果過度盲目地強調出痧、出瘀血，與醫學宣導的宗旨是背道而馳的，我們不主張這麼做，也不建議大家盲目使用，一定要在有鑑別的情況下合理使用。

在這裡，我真誠地告訴大家，太過和不及都是病，我們要找出「中」的本意，以舒適為度。

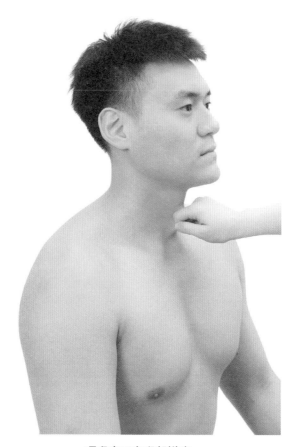

咽喉炎可在喉部揪痧

　　　　　　　　　　　　　拉筋拍打到底能不能治病

過勞死，應該如何防止

　　現在年輕人的工作壓力、學習壓力是很大的，加班猝死的新聞屢見不鮮。其實，到目前為止，所謂「過勞死」現代醫學還查不到具體原因。按照中醫理論來講，人實際上不是單純地靠血液運行，肉體支撐著就可以。

　　中醫認為，人有「精、氣、神」三寶，如果長期透支、過度勞累、沒有得到很好的睡眠和休息，會導致大量的氣血和能量的丟失。

　　「精」泛指人體的精微物質，包括我們的四肢百骸，骨骼、神經、肌肉等都屬於形跟精的層面，「氣」是連接人的思想和形體的紐帶。之前看過一篇報導，一個八歲的小男孩在遊樂場裡打遊戲，打了三天三夜就為了闖關，闖過去後站起來搖搖頭，突然摔倒在地，氣絕身亡，連搶救的機會都沒有。他的身體沒有受到任何損傷，就因為長時間過度地把精神集中在一個點上，為了闖關沒有休息時間，導致了悲劇的發生。

該休息的時候一定要及時休息

年輕人熬夜一兩天沒問題，如果超過三天，很容易誘發一些重大疾病，甚至導致死亡。按照中醫理論，其實過勞死就是因為「神」沒有及時補充能量，大量的氣血沒能及時修復我們的身體，導致人突然死亡。

在現代醫學上，過勞死的誘因是長時間過度疲勞。中醫來講就是神疲力盡，解釋得很清楚。所以，我們不管工作多忙、壓力多大，一定要進行自我保護，該休息的時候一定要及時休息，該吃飯的時候就要吃飯。

過勞就是透支，透支我們身體的能量，按照中醫的說法，就是把元氣耗盡了，人的形體再大，如果元氣被耗盡，是不會長久的。過勞死的患者在長期過度疲勞的工作和競爭中神疲乏力的感覺，不是一天半天，應該存在很長的時間了。

給自己的生命留空間，才能好好迎接明天

中醫預防過勞死，基本上和現代醫學的認知是一樣的，就是不要過度勞累，一旦耗散了先天的元陽之氣，是無法挽救的。保護先天的元陽之氣，能修復人體自癒的調節功能，主要是靠合理的飲食和充足的睡眠。

人體的很多器官都是在睡眠中進行合理有效的修復，如果人們反其道而行之，該睡覺的時候不睡，連續加班運轉，別說人容易造成過勞死，就算機器連續運作一段時間，也要讓它休息，否則，如果長時間得不到休息，沒有

緩衝的機會，機器也好，人也罷，都會因為過勞而早衰或早逝。

大家必須要記住，對過勞死的預防，一定要注意合理的生活起居。現在提倡慢生活、慢節奏，急的結果，一是工作本身做不好，二是如果著急過頭，就直接去「西方」了，連緩衝的機會都沒有。

我真誠地奉勸年輕朋友們，一定要對自己的身體負責，對自己的身體負責，才是對家人最大的負責。人生活的目的和意義不是為了加班、賺錢，我們來到這個世界，要學會享受人生，該拼的時候拼，該休息的時候一定要休息。

關於休息，現代人做得不夠，很多人是休而不息，雖然把手頭的工作放下了，但腦子裡甚至做夢都想著工作，這不是很好的休息。

好的休息是，把工作以外的時間變成一種享受人生、讓身體進行自我修復、充電的過程，一定要給自己的生命留空間，才能好好迎接明天。

哪怕你再忙，十分鐘閉眼的時間一定要留給自己

有的朋友說：「我沒有時間休息，只能靠自己拼，有沒有救急的方法呢？」在這裡，我說一些不是辦法的辦法，供大家參考。

我不管你的攻堅任務有多緊張，吃飯、上廁所的時間一定要有，清代大修行家李涵虛的一副對聯中寫道：「忙裡偷閒調外藥」，什麼意思呢？

你利用上廁所的時間、別人吃飯的時間，忙裡偷閒瞇一小會兒，哪怕十分鐘，都比你睜著眼睛，一直盯著鍵盤、滑鼠、螢幕強得多。

哪怕你再忙，十分鐘閉眼的時間一定要留給自己。這短短的十分鐘，有時往往真的是挽救我們生命的十分鐘。大家一定要注意，不管多忙多累也要瞇一會兒，睡十分鐘就能有效緩解或避免不安全的過勞死。

Self Heal 012

不吃藥的黃帝內經徒手健康法：
零經驗，用「手」就能調理自己和家人的病痛！

（原書名：《黃帝內經》徒手健康法）

作　　者｜武國忠

堡壘文化有限公司

總 編 輯｜簡欣彥　　　　　副總編輯｜簡伯儒
責任編輯｜倪玼瑜　　　　　行銷企劃｜游佳霓
封面設計／內頁構成｜ IAT-HUÂN TIUNN
特約模特｜肖瑩、姚泰升、李懿琪　特約攝影｜李景軍

出　　版｜堡壘文化有限公司
發　　行｜遠足文化事業股份有限公司（讀書共和國出版集團）
地　　址｜231 新北市新店區民權路 108-3 號 8 樓
電　　話｜02-22181417
傳　　真｜02-22188057
Ｅｍａｉｌ｜ service@bookrep.com.tw
郵撥帳號｜19504465 遠足文化事業股份有限公司
法律顧問｜華洋法律事務所　蘇文生律師
印　　製｜呈靖彩藝有限公司
初版 1 刷｜2024 年 07 月
定　　價｜新臺幣 450 元
ＩＳＢＮ｜978-626-737-592-1（平裝）、978-626-737-591-4（Pdf）
　　　　　978-626-737-590-7（Epub）

國家圖書館出版品預行編目 (CIP) 資料

不吃藥的黃帝內經徒手健康法：零經驗，用「手」就能調理自己和家人的病痛！/ 武國忠著 . --
初版 . -- 新北市：堡壘文化有限公司出版：遠足文化事業股份有限公司發行 , 2024.07
　面；　公分 . -- (Self heal ; 12)
ISBN 978-626-7375-92-1(平裝)

1.CST: 內經 2.CST: 中醫 3.CST: 養生 4.CST: 健康法

413.11　113007138